ニュートリションケア 2021年 冬季増刊

NutritionCare

JN013603

栄養教室が
すご～く盛り上がる!

\わくわく/ 疾患別

スライド&シナリオ BOOK

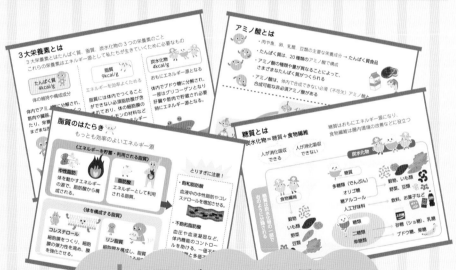

WEBでダウンロードして活用できる
スライドデータ100点つき!

編著　東京医療保健大学医療保健学部医療栄養学科准教授
北島幸枝

MC メディカ出版

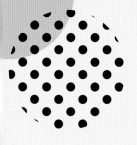

編集にあたって

　栄養指導の形態は、個別栄養指導型と集団栄養指導である栄養教室型があり、相互にメリット・デメリットがあります。とくに栄養教室は、幅広い年齢層や異なる生活背景でありながら、同じ目的をもつ参加者が集まります。教室が盛り上がり、参加者のやる気と元気がでる教室は、行動変容をもたらすきっかけとなります。栄養教室は、対面実施に限らず WEB 利用による実施でも工夫は必要です。一方、実施する管理栄養士は、対象者が飽きずに積極的に参加できるような教室の企画、準備に苦労します。さらに、経験年数が浅い管理栄養士ほど栄養教室の担当は不安がつきものです。

　本増刊は、栄養教室運営のコツ、実際に使用できる疾患別の栄養教室スライドと患者が簡単につくることができるレシピ、市民公開講座など一般向けでも使える栄養・健康に関するスライドを紹介しています。もちろん、紹介する栄養教室スライドは、個別型栄養指導でも使用できます。

　エキスパートの先生方の経験を通じて学んだことをいかし、みなさん自身が "わくわく" する栄養教室を開催し、参加者が次の教室も参加したいと感じる "わくわく" する栄養教室になるよう、本書がお役に立てればと思います。

2021 年 11 月
東京医療保健大学医療保健学部医療栄養学科准教授
北島幸枝

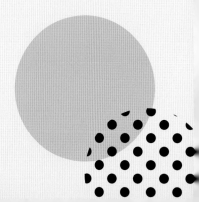

栄養教室がすご〜く盛り上がる！

わくわく

疾患別 スライド＆シナリオ BOOK

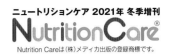
第3章 栄養の重要性が伝わるわくわくスライド

編集・執筆者一覧

編　集

北島幸枝　きたじま・ゆきえ　▶東京医療保健大学医療保健学部医療栄養学科准教授

執筆者一覧（50音順）

荒木久美子　あらき・くみこ　▶特定医療法人桃仁会病院栄養部部長　　第2章-3

石井宏明　いしい・ひろあき　▶東海大学医学部付属病院診療技術部栄養科科長　　第1章-2

妹脊紗由美　いもせ・さゆみ　▶東京医科大学病院栄養管理科管理栄養士　　第1章-1

上田耕平　うえだ・こうへい　▶国家公務員共済組合連合会枚方公済病院栄養科　　第2章-7

岡村春菜　おかむら・はるな　▶大阪市立大学医学部附属病院栄養部管理栄養士　　第2章-1

栢下淳子　かやした・あつこ　▶広島修道大学健康科学部健康栄養学科教授　　第3章-1・2・3・4・5・6

北島幸枝　きたじま・ゆきえ　▶東京医療保健大学医療保健学部医療栄養学科准教授

第2章-9　第3章-7・8・9・10・17・18・19・20

工藤雄洋　くどう・たかひろ　▶社会福祉法人恩賜財団済生会支部神奈川県済生会横浜市東部病院栄養部課長

第2章-8

小島夕美　こじま・ゆみ　▶東京医科大学病院栄養管理科管理栄養士　　第1章-1

坂井敦子　さかい・あつこ　▶Office SAKAI 代表／斉藤内科クリニック管理栄養士

第1章-3　第3章-21・22

菅沼志保　すがぬま・しほ　▶裾野赤十字病院医療技術部栄養課管理栄養士

第3章-23・24・25・26・27・28

住谷拓之　すみや・ひろゆき　▶社会福祉法人あそか会あそか病院栄養科管理栄養士

第3章-11・12・13・14・15・16

徳丸季聡　とくまる・としあき　▶金沢大学附属病院栄養管理部栄養管理室長　　第2章-2

長尾晶子　ながお・あきこ　▶広島大学病院栄養管理部　　第2章-6

野本尚子　のもと・なおこ　▶千葉大学医学部附属病院臨床栄養部副部長／栄養管理室長　　第2章-5

藤本浩毅　ふじもと・ひろき　▶大阪市立大学医学部附属病院栄養部主査　　第2章-1

宮澤靖　みやざわ・やすし　▶東京医科大学病院栄養管理科科長　　第1章-1

山田由洋　やまだ・よしひろ　▶日清医療食品株式会社主任　　第2章-7

吉内佐和子　よしうち・さわこ　▶関西医科大学附属病院栄養管理部・健康科学センター管理栄養士　　第2章-4

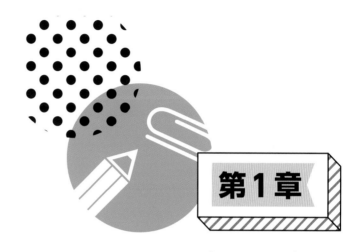

第1章

効果が上がる
栄養教室運営のコツ

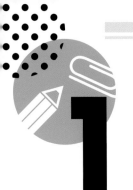

第1章　効果が上がる栄養教室運営のコツ

栄養教室の企画立案・準備のすすめ方

東京医科大学病院栄養管理科管理栄養士
小島夕美 こじま・ゆみ

東京医科大学病院栄養管理科管理栄養士
妹脊紗由美 いもせ・さゆみ

東京医科大学病院栄養管理科科長
宮澤靖 みやざわ・やすし

メリットをいかす栄養教室の企画立案

　栄養教室を企画立案、開催するにあたって、どのような内容であれば対象者が興味をもち、理解を深めることができるかを考えることが大切です。集団栄養指導では、年齢層や生活背景はさまざまですが、疾患や目的が統一されているため、指導者側と受講者側にそれぞれメリットがあります。指導者側としては、目的が統一されているため、短時間で効率よく指導できます。受講者側にとっては、同じ疾患における悩みや自分とは異なる意見を聞くことができ、情報共有の場となって、行動変容をもたらすことがメリットです。そのメリットをいかすための企画立案についてお伝えします。

指導の計画

　企画立案の基本は6W1Hで考えます（表1）。
　当院では、入院集団糖尿病教室と外来集団糖尿病教室を行っています。入院集団糖尿病教室は毎日行っているため、管理栄養士が新たに企画立案する機会はないのですが、現在どのようなことを行っているかをお伝えします。

入院集団糖尿病教室

　新型コロナウイルス感染症の蔓延により、教室などは中止になっていることが多いですが、入院患者はPCR検査で陰性証明をもって入院しているため、感染に対して予防策を施行し、集団指導を行っています。

❶ 目的
　糖尿病治療に関する正しい知識の獲得と食事療法への理解および行動変容です。

❷ 対象者
　入院期間が2週間前後の糖尿病教育入院患者です。

❸ 指導者・指導内容・時期
　入院集団糖尿病教室は毎日行われており、木曜日が管理栄養士の担当となっています（表2）。

❹ 場所
　病棟の会議室を利用して、栄養教室を開催しています。

表1　企画立案の基本

> ① Why：なぜ教室を行うのか？　目的を明確化する。
> ② Whom：誰を対象者とするか？　病態や年齢は設定するのか？　対象人数は？
> ③ Who：誰を指導者にするか？
> ④ What：対象者に何を指導するのか？　指導内容を決める。
> ⑤ When：いつ実施するのか？　時期を決める。
> ⑥ Where：指導を行う場所をどこにするのか？
> ⑦ How：どのような方法で行うのか？　集団・個人・イベントなど。どのような媒体を使うのか？
> 　媒体例）ホワイトボード・プロジェクター・冊子、リーフレット・フードモデルなど。
> 　※この際に大事なことは、参加型を意識して行うこと。

表2　入院集団糖尿病教室のスケジュール

曜日	月	火	水	木	金	土
指導者	薬剤師	糖尿病医師	口腔外科医師・理学療法士	管理栄養士	看護師・臨床検査技師	看護師（隔週）
指導内容	飲み薬・インスリン療法・低血糖	糖尿病の治療・シックデイ	口腔ケア運動療法	食事療法（基礎編・外食編）	検査値	フットケア

⑤ 方法

　糖尿病教育入院患者全員に配布される院内作成冊子「糖尿病を理解するために」や、管理栄養士が作成した食事療法についてのスライドなどを活用しています。

⑥ そのほか

　個人指導と併用して、①多職種と情報共有し、理解不足のある点を再度個人指導に活用し知識の獲得を支援すること、②多職種合同ミーティングにて再評価すること、によって治療効果と外来での診療へとつなげていきます。

外来集団糖尿病教室

　外来集団糖尿病教室は毎月行っているので、季節に応じて企画立案をしています。現在は、新型コロナウイルス感染症の蔓延に伴う緊急事態宣言の発令などによって中止していますが、感染状況などに応じて、再開したいと考えています。

① 目的

　糖尿病の食事療法への理解をさらに深めることです。

② 対象者

　当院の外来集団糖尿病教室の対象者は、当院を受診している糖尿病患者です。参加者の定員は20名とし、毎回約10名の患者が参加しています。年齢層は30〜70歳代と幅広く、1型糖尿病や2型糖尿病など、多様な病態の患者が参加しています。

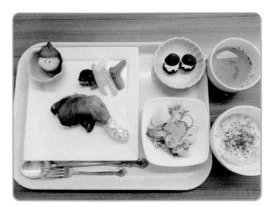

図1　12月のクリスマスプレート

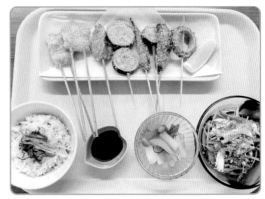

図2　7月のみょうが・しょうがご飯と串揚げ風

③ 指導者

1回の講義で、管理栄養士および糖尿病・代謝・内分泌内科医師、薬剤師、理学療法士のうち1人の計2職種が20分ずつ講義しています。

④ 指導内容・方法

外来集団糖尿病教室で行う指導内容は、その年のテーマに基づいて決定します。

2015～2018年のテーマは「600kcalだけどこんなにおいしく豪華に食べられる！」でした。1食500～600kcalの献立について、管理栄養士が季節感や盛りつけ方などを含めて考え、当日調理をして、対象者に提供していました。対象者が自宅でも調理できるようにレシピも一緒に配布し、献立を作成する際の注目点についても伝えていました。ふだん外食をするのがむずかしいと感じている患者は多いので、外食で好まれる寿司や肉などを500～600kcalのなかで提供し、満足感を得てもらうとともに、食事量の目安やバランスなども把握できるように調節していました（図1、2）。

2018～2019年のテーマは「病院食ってどんな感じ？　どうやってバランスよく食べればい

いの？」でした。病院で実際に提供している500～600kcalの食事を対象者に提供していました。外来集団糖尿病教室の参加者は、入院経験のない患者が多いです。食事療法について口頭で伝えたとしても、理解してもらうことはむずかしいので、実際に目でみて食べて感じてもらうことを意識していました。食事量や料理の組み合わせなど、食事バランスを実際にみて、ポイントを押さえられるように説明していました。

2020年3月からは新型コロナウイルス感染症の蔓延により、教室を中止しました。

一時再開した2020年11月、12月は「知らなかった!! 糖尿病に関連するトピック」というテーマで、従来は、対象者に生きた教材として食事を提供していましたが、コロナ禍で飲食がむずかしいため、講義というかたちで行いました。講義内容は、季節に応じて、糖尿病に関連するトピックを話しています。文字だけでなく、興味がわき、理解しやすいように、イラストや図、写真を使用したスライドを作成しています。また、聞くだけでなく、参加型で意識を

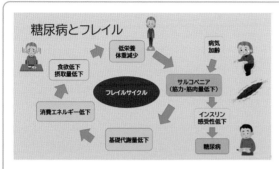

台本

　糖尿病とフレイルの関係性についてお話しします。フレイルの原因や進行の中核となるのが筋力・筋肉量の低下するサルコペニアです。

　この図のように加齢に伴う変化や慢性的な疾患によってサルコペニアとなり、筋肉量・筋力の減少によって基礎代謝量が低下すると、1日のエネルギー消費量が減り、食欲が低下してしまいます。そして、食事摂取量が減少して低栄養・低体重状態となってしまいます。また、サルコペニアによる筋力低下や骨粗鬆症は転倒・骨折をひき起こし、移動困難となるため、筋力低下を加速させ、歩行速度の低下や活動度の低下につながります。この図以外にも、サルコペニアによる易疲労性や活力の低下は身体機能の低下のみならず、認知機能の低下や抑うつなど精神的・心理的な問題をひき起こしたり、ストレスに弱くなったりといった影響があります。これらの障害や問題により、ますますエネルギー消費量は低下し、食事量が低下して、低栄養・低体重となる悪循環をくり返しながらフレイルは進行していきます。これをフレイル・サイクルと呼びます。

　糖尿病患者では糖尿病でない人と比べると、内臓脂肪が増えて筋肉量が減少し、インスリンのはたらきが低下している傾向があります。また、その予備群の段階から身体活動量が減り、筋肉が減っている人が糖尿病になりやすいともいわれています。すなわち、糖尿病患者はフレイルの原因・進行の中核となるサルコペニアになりやすく、サルコペニアは糖尿病の血糖コントロールを悪化させます。このように糖尿病とサルコペニアはお互い悪影響をおよぼし合います。

　また、糖尿病があると骨粗鬆症になりやすく、筋力低下とも相まって転倒・骨折の危険性を増大させます。さらに、糖尿病による高血糖や重症の低血糖は認知症をひき起こしやすくなります。

図3　**糖尿病とフレイル**

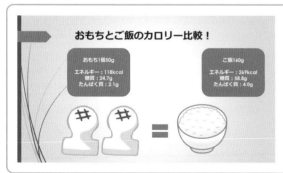

台本

　お正月によく食べるものといえば、おもちですよね。おもちはカットしてあるため、ついつい食べすぎてしまいがちです。そんなおもちとご飯がどれくらいのエネルギー（カロリー）なのかを比較してみましょう。おもち1個50gは約118kcalです。ご飯160gは約269kcalなので、おもち2個100gとご飯160gがだいたい同じくらいのエネルギー（カロリー）となります。

図4　**年末年始の食事選び**

高めるようにクイズ形式も用いています。内容については対象者にアンケートを実施し、知りたい内容なども集めて次のテーマに組み込んでいます（図3、4）。

2021年1月からは緊急事態宣言発令により、教室を中止しています。

⑤ 時期・場所

　毎年12月ごろに来年度分の栄養教室の会場

表3　外来集団糖尿病教室開催の準備と当日の進行

● 栄養教室開催にかかわる事前準備
　① 1年間の会場確保を行う
　②担当多職種へ連絡し、講義内容を決定する
　③当院ホームページで告知する
　④参加者を把握する（申し込み書を確認する）
　⑤講義内容を考え、スライドを作成する

● 栄養教室開催にかかわる告知方法
　・糖尿病・代謝・内分泌内科外来診察室近辺の掲示板へのポスター掲示（外来集団糖尿病教室の
　　お知らせ）
　・当院のホームページでの告知（教室の風景や提供食事の掲載）
　・継続参加者への手紙の送付（新型コロナウイルス感染症蔓延による開催中止が多いため）

● 運営当日の進行
　10：10　会場の設営と会場案内の掲示を行う
　　　　　　パソコンとプロジェクターの起動・連携や机の消毒・配布資料の配布
　10：30　参加者の確認を随時行う
　　　　　　名前・IDの確認、体調チェック表（体温・咳症状など）を書く
　11：15　講義開始
　11：15　多職種の講義
　11：40　管理栄養士の講義
　12：00　講義終了。質疑応答
　12：10　カルテ記載、実施入力、会場片づけ

● 記録すべきこと
　・参加患者名
　・実施した教室に対しての参加者の反応や反応の大きかった内容
　・質疑応答の内容
　・どのような教室を実施してほしいかの要望

の確保をしています。月1回の頻度で原則月末の火曜日に実施しています。

❻ そのほか

　栄養教室開催にかかわる事前準備や告知方法、当日の進行などは表3に示しました。

次回以降へのいかし方

　記録すべきことをもとに、どのような内容を参加者が求めているのか、どうすれば理解しやすいかを考えます。また、指導した内容で、大きな反応があったところが、参加者が興味深く思った点や未知の知識などであるため、そこがどういったところなのかを把握しましょう。逆に、伝えたいところがしっかりと伝わったかどうか、また伝えられなかったのであればなぜかを振り返り、次の指導へのいかし方を考えることによって、指導内容や方法を改善していきます。

おわりに

新型コロナウイルス感染症の蔓延に伴い、集団糖尿病教室のあり方を考え直さなければならないときを迎えています。集団での教室のむずかしさ、密を避ける、感染をさせないためには、どのように行っていけばよいかを試行錯誤中です。規制の多いなかで、参加者の食事療法に寄り添えるような教室を開催できるようにしていきたいと思っています。

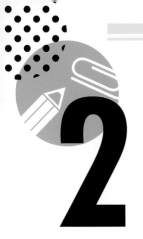

2

栄養教室で管理栄養士が伝えるべきことは？

東海大学医学部付属病院診療技術部栄養科科長
石井宏明 いしい・ひろあき

栄養教室の目的

　集団栄養指導である栄養教室では、慢性疾患である糖尿病や腎臓病、肝臓病などの生活習慣病や、妊娠期の母親学級など、栄養管理の重要性を教育するさまざまな教室が各施設で展開されています。受講者の年齢層や生活背景であるバックグラウンドが異なりますが、疾患や目的が統一されていることから、指導者側は、短時間に効率よく栄養教育ができるメリットがあります。また、若手の管理栄養士が最初に指導する、いわば登竜門としている施設も多く見受けられます。一方で、受講者側は、同じ疾患やそれに伴う悩みを抱えているという共通した境遇であることから、情報共有の場となり、「自分だけではない」という安心感や一体感なども生まれ、栄養管理に対するモチベーションが高まるなど、行動変容をもたらすきっかけともなります。そこで指導者は、興味深く楽しい教室内容を立案することが求められます。参加者がやる気と元気が出る教室にするために、管理栄養士はコミュニケーションスキルを身につけ、能力を高める必要があるといえます。

栄養教室の利点（表1）

❶ 効率のよい指導

　指導対象者が複数であり、同一疾患であるので、決められた時間のなかで効率よく指導できるメリットがあります。それぞれの異なる生活背景やライフスタイルに沿った詳細な指導は個別指導に委ねるとして、共通した疾患に対する食事療法の意義・基本を理解してもらうことができます。

❷ 情報共有の場

　栄養教室は、医師・看護師・薬剤師などの講義も組み込まれていることが多く、病態や看護ケア、服薬などの情報が共有できます。食事と薬との相互作用や、それぞれが聞きたい情報や新しい発見など、患者同士が情報共有の場として活用できる利点もあります。

❸ 一体感が生まれる

　今まで疾病に対してオープンにできなかったことで、孤独感や疎外感をもっていた患者が、栄養教室をとおして、同じ疾患やそれに伴う悩みを抱えているという共通した境遇から、「自分だけではない」という安心感や一体感、仲間

表1　栄養教室の利点	表2　栄養教室がうまくいくポイント
● 効率のよい指導 ● 情報共有の場 ● 一体感が生まれる ● 動機づけができる場	● わかりやすい指導媒体 ● 参加型の教室 ● 実際にあった体験談 ● 体験型の料理教室

意識が生まれることがあります。食事に対しての悩みや相談などをフリーに話せる場として機能し、患者同士の話し合いによって、よりよいアイデアを得るなどの利点があります。

❹ 動機づけができる場

栄養教室では、病態の基本知識に触れることが多く、「なぜ食事に気をつけなくてはいけないのか」という患者の素朴な疑問に対して、食事が病態におよぼす影響をわかりやすく説明します。病態の理解に対しての動機づけができる場であり、さらに疑問を解決することで「やる気が出る」といったモチベーションを高めることにつながり、それが行動変容をもたらすことの利点となります。

栄養教室がうまくいくポイント（表2）

❶ わかりやすい指導媒体

患者に理解してもらうためには、わかりやすい指導媒体は欠かせません。その際のアイテムには、①黒板・ホワイトボード、②スクリーン（スライドを描写）、③冊子・リーフレット、④ビデオ（動画）、⑤フードモデルなどがあります。その場面に応じて使い分けますが、文字は極力少なくして、図や表、実物のフードモデルなど、何よりも参加者が次の教室も参加したいと思うわかりやすい媒体の使用を心がけます。

❷ 参加型の教室

患者のBMIや標準体重、栄養量を計算する際に、実際に電卓で計算し、積極的に参加してもらい、体験をとおして覚えてもらうことも重要です。標準体重と実際の体重の差を知ることで、減量について「より改善しなくてはならない」という意識がもてる場ともなります。

❸ 実際にあった体験談

透析導入の栄養教室で、すでに血液透析を導入している患者が、水分管理について「水道の蛇口をひねって飲んだらいけないよ」と話していました。この言葉は、「あらかじめ1日に飲んでよい水分をペットボトルや水筒に入れて管理しないと、1日で摂取してよい水分量を守れなくなる」という意味で、溢水による肺水腫・心不全を防ぐ患者なりの体重管理のコツが込められています。このような長期維持血液透析の先輩患者からの体験談によるアドバイスは、指導者側も勉強になることが多いと思います。

❹ 体験型の料理教室

糖尿病教室やヘルシー教室など、食事を提供する際に、指示されたご飯を家族と一緒に量ることや、主菜・副菜の組み合わせをバイキング形式で選択することで、ふだんの食事療法が正しく行われていたかどうかを確認してもらいます。家族（調理担当者）と一緒に体験し、家で

の食事のとり方の振り返りができることは、さらなるモチベーションにつながり、栄養教室がうまくいくポイントとなります。また、調理師による料理のつくり方（チャレンジ・ザ・メニュー）や、家でつくることができるようレシピを提供することで、さらにやる気を出してもらい、実際の食生活の行動変容を促します。

個別指導との違い

個別指導では、個々のライフスタイルに合わせた指導を行うため、生活背景などを傾聴し、食生活においての課題を個別に把握し、解決に導くためのアドバイスをする必要があります。そこが個別指導と栄養教室（集団）で異なる部分となりますが、対象の知識レベルに沿った指導を立案し、わかりやすく伝えるための指導媒体をとおして、指導するという点は共通しているといえます。どちらの指導方法でも参加者にやる気と元気が出るように促すことが、行動変容をもたらすきっかけとなります。

アイスブレイク

初対面の人たちが栄養教室に参加するとき、その緊張をやわらげるために、集まった人を和ませ、コミュニケーションをとりやすくする雰囲気をつくり、参加者に積極的にかかわってもらえるようにはたらきかけることをアイスブレイクといいます。参加者の不安や緊張を氷にたとえて、その「かたい氷を壊す、溶かす」という

比喩表現からアイスブレイクと呼ばれています。

❶ 参加者を和やかな雰囲気にすること

栄養教室に参加する患者にとって、お互いに知らない人がほとんどであるため、緊張もあってか、話しかける機会を見失っている状況が多く見受けられます。このような静まり返っている状況を変えるためにも、指導者側は、最近の話題や興味深い話を参加者に提供することや、事例を話すなど、参加者同士が話しやすい環境をつくってあげることも大切です。

❷ 参加者に安心感をもたせること

参加者は、疾患に対しての不安感や「自分だけどうして……」というような疎外感をもっている人も少なくありません。同じ疾患やそれに伴う悩みを抱えているという共通した境遇から、参加者同士が話し合って共感できる場をつくり、安心感をもたせてあげることがとても大事になります。

栄養教室の効力を最大限に

栄養教室の目的や利点、うまくいくポイントについて触れてきました。集団で行うメリットを最大限にいかし、情報の共有の場だけにとどまらず、いかに実践に結びつけて、モチベーションを高め、行動変容をもたらすきっかけの場となるようにするかは、栄養教室での管理栄養士の伝える力が問われています。

引用・参考文献
1) 石井宏明. 栄養教室で管理栄養士は何を伝えるか. ニュートリションケア. 13 (1), 2020, 10-2.

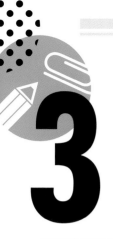

3 アイスブレイク活用術

Office SAKAI 代表／斉藤内科クリニック管理栄養士
坂井敦子　さかい・あつこ

アイスブレイクとは

アイスブレイクとは、「ice＝氷」と「break＝壊す、砕く」、この2つの単語が合わさった言葉であり、これから転じて「氷のようにかたく固まった冷たい心を溶かす方法」、つまりコミュニケーションの場においては「話す場のわだかまりや緊張を解消し、相手がリラックスして気軽に話せる雰囲気を意図的につくり出すための方法」といえます。

ただしアイスブレイクは、あくまでも本題に入るためのウォーミングアップの手段です。使う目的とゴールを明確にし、相手に合わせたアイスブレイクのテーマや内容を決めることが大切です[1]。

栄養教室の場合、患者同士は面識がないことが多く、そのため、発言を求めてもごく一部の患者の独演会状態になったり、グループワークが思いのほかうまくいかなかったりするケースもあるかもしれません。今回は、栄養教室の場で活用できるアイスブレイクを紹介します。

じゃんけんアンケート（10名前後〜）

管理栄養士の声かけからはじめます。

「今日は、○○教室に参加くださってありがとうございます。さっそく本題にといいたいところですが、その前に今から簡単なアンケートをとりたいと思います」

ボールペンなどを鞄から出すそぶりをする患者も出てきます。

「といっても、筆記用具は使いません。もっていないと焦りを感じた方もおられると思いますが、ご安心ください。みなさんの手（この際に、自分の手をみせて話すと効果的）があれば大丈夫ですよ」

このときに「ちなみに手は忘れずもってきていますか〜」と振ったりしてもよいかもしれません。笑い声が出る方もいて、少しずつ場が和んでくるケースが多いです。

❶ アンケート例1

「今から私が質問することについて、よく知っているという方はパーを、言葉くらいは聞いたことはあるけれど、説明を求められたらできないという方はチョキを、まったく知らない方

はグーを出してください」

ここで「やり方はわかりましたか!?」と、かならず確認します。

「○○（栄養教室のテーマに沿ったお題にする）を知っていますか？」（グー・チョキ・パーの手があがる）

「○○について知っている人は、少ないようですね。言葉は知っているという人が大半ですね。はい、では手を降ろしてください。ありがとうございました。今日は、みなさんが、言葉は聞いたことがあるけどよく知らない○○について、一緒に学んでいきましょう」

❷ アンケート例2

「糖尿病の治療のなかで、いちばん大切なものは、食事だと思う方はパーを、薬だと思う方はチョキを、運動だと思う方はグーを出してください」

「では、全員で一斉に手をあげますよ。何を出すか決まりましたか？ それでは、せーの！」（グー・チョキ・パーの手があがる）

「いちばんは薬だという方と、食事だという方が半々のようですね。運動はおられませんね。はい、では手を降ろしてください。ありがとうございました。本当のところ、糖尿病の治療には何がいちばん大切なのでしょうか!? 今日は、この答えについて一緒に学びを深めていきましょう」

* * *

どちらの場合も、グー・チョキ・パーの言葉の説明を書いたもの（当日のアンケート内容）を用意しておき、ボードに貼って説明すると高齢患者でも理解しやすいでしょう。

サイコロで自己紹介（〜 10 名程度）

教室前に、あらかじめサイコロの面にお題を書いておく、またはサイコロの目とお題を書いた一覧を用意しておきます。

お題は、好きなもの、参加理由、今がんばっていること、趣味、得意なことなど、患者自身も楽しく自己紹介ができるような内容にするとよいでしょう。

やり方は、参加者にサイコロを振ってもらい、出たお題を入れて自己紹介をしてもらうというごく簡単なものです。くじ引き方式でも可能です。ただし、自己紹介が長い人が出てくる可能性があるため「1分以内に」などといった時間的制約をあらかじめ伝えておくと間延びせず、スムーズに終えることができます。

自己紹介：ニックネームで呼んで

教室受付の際、名札を渡す場合が多いかもしれません。しかし地域特有の名字などもあるため、名字だけで出身がわかったりするケースや、○○商店の人などと、すぐに身元がわかってしまうこともあります。昨今の個人情報保護の観点からいっても、そのようなことが起こるのは好ましくありませんので、身元がわかる可能性がある場合は、このアイスブレイクを使うとよいでしょう。

受付の際、白紙の名前カードやシールを参加者に渡し、教室がはじまる前までに、栄養教室内で呼んでほしいニックネームを各自で書いて

身につけるように伝えます。教室がはじまったときに、再度確認して、書けている人から、ニックネームで自己紹介をしてもらうという方法です。先述の「サイコロで自己紹介」と組み合わせて使ってもよいですし、次に紹介する「順に並べてグループ分け」を活用して自己紹介順を決めてもよいでしょう。

順に並べてグループ分け

医療者側でグループを事前に決めておくといったことが多いかもしれませんが、ごくわずかでも相手のことがわかると、それをきっかけに話がしやすくなります。グループワークをする前に活用すると効果的です。

①誕生日：生まれ月が早い、または遅い順に、あるいは奇数月または偶数月同士でグループになるなど。

②時間・距離：睡眠時間、通院時間や距離、起床or就寝時刻などをいちばん長い、または短い順に区切る、もしくは長い人と短い人を組み合わせるなど。

"事故"紹介から学ぼう！

「自己」と「事故」を引っかけた患者個々の「"事故"紹介」です。患者自身、病気の治療過程で怖い体験をしている場合もあると思います。自己紹介の際に、そのような事故をもっている人に、その話をしてもらい、それをもとにグループ内で話し合ってもらうというアイスブレイクです。話し合いの内容としては「事故が起こった原因は？」「事故を未然に防ぐための方法とは？」また「起こったとき、どう対処すればよいか？」などです。話し合った後に発表してもらうことで、新しい視点も得られます。

自分を野菜にたとえるなら

野菜は、ビタミンやカリウムなどのミネラル、抗酸化物質や食物繊維など、さまざまな栄養素が含まれています。糖尿病や高血圧症、肥満や脂質異常症の患者には多く摂取してほしい食品である一方、腎機能が低下してきた慢性腎臓病患者の場合は、とりすぎに注意しなければならない食品でもあります。このように各疾患の食事療法において重要な位置づけにある「野菜」を用いたアイスブレイクです。

教室受付時、もしくは配布資料のなかに白紙の用紙を入れて患者に渡しておきます。タイミングは、自己紹介の際でもよいですし、何か別のワークをした後、あるいは他職種とコラボレーションした教室で、管理栄養士が話しはじめるとき、さらには野菜の重要性を話したいときのアイスブレイクとしても効果的です。

患者に「自分を野菜にたとえるなら、何に近いでしょうか？」と尋ね、思いついた野菜の名前、もしくは絵を用紙に書いてもらい、発表してもらいます。書いた紙は、順次、ボードに貼ります。患者がイメージしにくいと思われる場合は、磁石タイプのフードモデルを紙の横に貼っておいてもよいでしょう。参加者が少ない場合は、医療スタッフ自身も参加してもよいと思

います。全員が発表した後、名前があがった野菜を使った料理を各グループで話し合い、発表してもらいます。その後、管理栄養士から、料理をつくる際のコツ、たとえば煮ものをうす味に仕上げるコツ、または炭水化物、食物繊維、カリウムの多い野菜など、疾患に合わせた食事療法に絡めた話をつけ足すことで、学びを深めることができます。

引用・参考文献

1) 坂井敦子. "患者さんの心をつかむコーチングの基本：場の緊張感を和らげる". 糖尿病・腎臓病・透析患者のやる気を引き出すコーチング：患者指導が劇的に変わる！ 大阪, メディカ出版, 2018, 41-4.

第2章

患者の理解が深まる
わくわくスライド
疾患別重要ポイント＆
おすすめレシピ

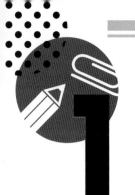

2 型糖尿病

大阪市立大学医学部附属病院栄養部管理栄養士
岡村春菜 おかむら・はるな

大阪市立大学医学部附属病院栄養部主査
藤本浩毅 ふじもと・ひろき

❶ サステナブル（持続可能）な 食事療法を

2型糖尿病治療において、食事療法は患者が継続できることが重要です。管理栄養士は「こういう食事をしてください」と単に提案するだけではなく、患者が何か一つでも「これならできそう」「続けられそう」と思えるような具体的な食事療法を、患者と一緒に導き出すことが大切です。

以下に食事療法のポイントを記載していますが、できることからはじめてもらいましょう。

❷ バランスのよい食事のすすめ

食事療法は、バランスのよい食事が基本です。血糖を上げる糖質（炭水化物）が悪いととらえる患者もいますが、エネルギー源となり必要な栄養素です。ほかにもたんぱく質、脂質、ビタミン、ミネラル、食物繊維、すべてそれぞれの役割があり、どれもバランスよく必要です。糖質を抜くのではなく、たんぱく質や野菜類をそろえることで、血糖の上がり方を改善することを伝えましょう。バランスのよい食事をするために、主食・主菜・副菜の3グループをそろえることを意識してもらいましょう。患者によって栄養素バランスの偏り方が違うので、ふだんの食事をどうすればバランスがととのうか、例を提案しましょう。

❸ 食物繊維のすすめ

食物繊維には血糖上昇抑制作用がありますが、この効果は糖質を含む食事と一緒に食物繊維をとることで得られます。そのため、食物繊維を多く含む食品（野菜、きのこ、海藻、こんにゃくなど）を毎食とってもらいましょう。また、これらの食品は咀嚼が必要なため早食いや食べすぎの抑制効果も期待でき、低エネルギーなので量を増やしてもよい食品としてもすすめることができます。

❹ 1日3食のすすめ

食事内容や量のみならず、食事回数や食事時間の間隔も重要です。朝食を欠食する患者も多いですが、食事の間隔が空きすぎると次の昼食後や夕食後に高血糖になりやすく、体脂肪合成も助長します。欠食せず1日3食をなるべく等間隔で食べ、とくに血糖上昇に影響する主食は毎食一定量に分けてとるように指導しましょう。

糖尿病の食事ってどんなもの？

糖尿病食＝「バランスよい健康食」

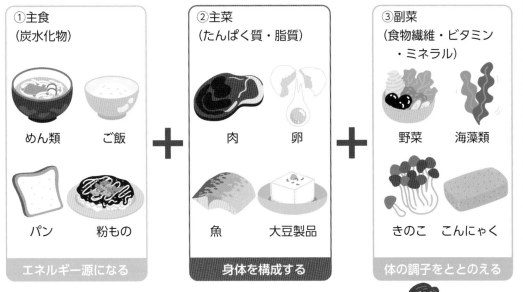

①主食（炭水化物）	②主菜（たんぱく質・脂質）	③副菜（食物繊維・ビタミン・ミネラル）
めん類　ご飯　パン　粉もの	肉　卵　魚　大豆製品	野菜　海藻類　きのこ　こんにゃく
エネルギー源になる	身体を構成する	体の調子をととのえる

1回の食事に3つのグループをそろえよう！
身体に必要な5大栄養素をバランスよくとることができる！

わくわく台本

糖尿病の食事ってどんなもの？

　さてみなさん、糖尿病の食事ってどんなイメージがありますか？ 食べてはいけないものがいろいろとあると思っていませんか？（問いかける）じつは「絶対に食べてはいけないもの」というものはないのです。何を食べてもよいのですが、大切なのは、バランスよく食べることです。バランスのよい食事とは、主食・主菜・副菜の3つのグループがそろった食事です。主食は炭水化物を多く含み、体を動かすためのエネルギー源になります。主菜はたんぱく質や脂質を多く含み、骨や筋肉の材料になります。また、副菜は食物繊維・ビタミン・ミネラルを含んでいて、血糖上昇を抑えたり、体の調子をととのえてくれます。まずは、1回の食事にこの3グループがあるかをチェックしてみましょう。

血糖値を上げる食べものは？

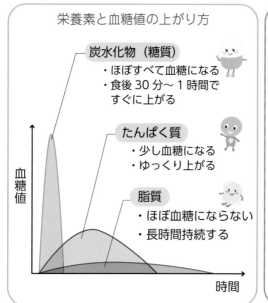

栄養素と血糖値の上がり方

炭水化物（糖質）
・ほぼすべて血糖になる
・食後30分〜1時間で
　すぐに上がる

たんぱく質
・少し血糖になる
・ゆっくり上がる

脂質
・ほぼ血糖にならない
・長時間持続する

血糖値 / 時間

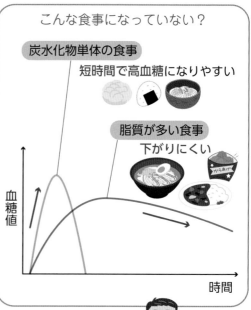

こんな食事になっていない？

炭水化物単体の食事
短時間で高血糖になりやすい

脂質が多い食事
下がりにくい

血糖値 / 時間

いろいろ（3つのグループを）そろえて食べよう！

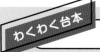
わくわく台本

血糖値を上げる食べものは？

　バランスが大事といいましたが、食べものによって血糖の上がり方は異なります。（左図をさす）これは栄養素と血糖値の上がり方を示しています。炭水化物は食べはじめから1時間程度でほぼすべてが血糖になります。たんぱく質は少し血糖値を上げ、脂質はほとんど血糖値を上げません。ここでみなさんに誤解しないでほしいことがあります。血糖が上がることは悪いことではありません。血糖が上がりすぎる（強調する）、上がり方が急すぎる（強調する）、高血糖の状態が長すぎる（強調する）ことが、よくないのです。（右図をさす）炭水化物だけの食事は急な血糖上昇になりやすく、また脂質が多い食事は血糖が下がりにくくなります。ですので、先ほどの3つのグループをそろえて食べましょう。

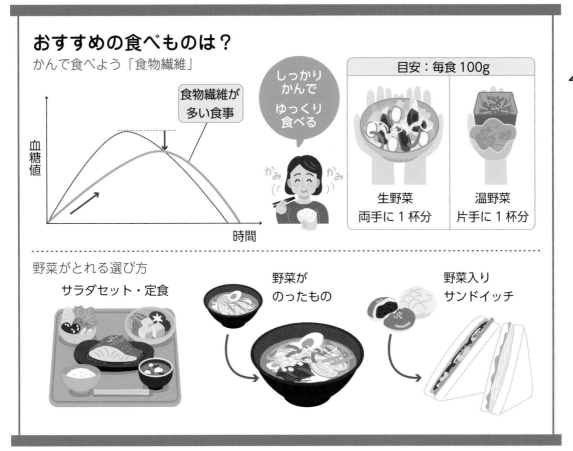

おすすめの食べものは？
かんで食べよう「食物繊維」

食物繊維が多い食事

血糖値

時間

しっかりかんでゆっくり食べる

目安：毎食100g

生野菜
両手に1杯分

温野菜
片手に1杯分

野菜がとれる選び方
サラダセット・定食

野菜がのったもの

野菜入りサンドイッチ

わくわく台本

おすすめの食べものは？

　血糖の上がりすぎを予防してくれる栄養素があります。それは食物繊維です。野菜、きのこ、海藻、こんにゃくに多く含まれます。食物繊維は腸内で消化されにくく、ほかの栄養素の吸収を緩やかにしてくれます。そのため食物繊維が多い食事は、血糖の急上昇を抑えてくれます。また、かみ応えがあるので早食い防止になり、満腹感も得られます。みなさんの食事時間はどれくらいですか？（問いかける）しっかりとかんで、ゆっくりと食べましょう。野菜の目安は毎食100g、両手に1杯分です（手を合わせてみせる）。ふだんの食事に食物繊維はありますか？（問いかける）外食ではサラダセットや定食、めん類は野菜がのったもの、菓子パンより野菜入りサンドイッチを選ぶのがおすすめです。

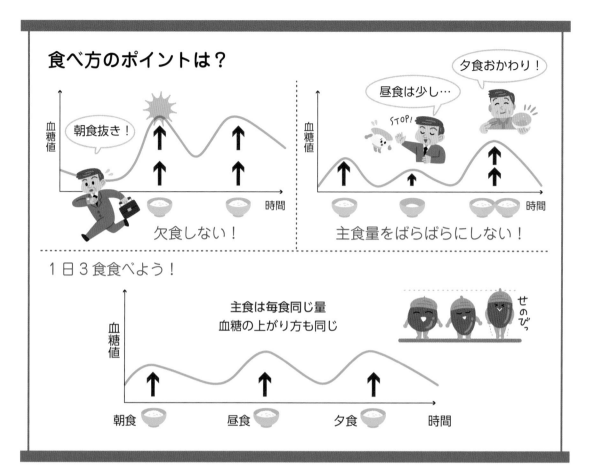

食べ方のポイントは？

欠食しない！

朝食抜き！

主食量をばらばらにしない！

昼食は少し…

STOP!

夕食おかわり！

1日3食食べよう！

主食は毎食同じ量
血糖の上がり方も同じ

せのびっ

朝食　　昼食　　夕食　　時間

わくわく台本

食べ方のポイントは？

　ここまでは、食事の内容についてお話をしましたが、食べ方も工夫すれば血糖をより安定させることができるのです。みなさん、朝食を抜くことはありませんか？（左上図をさす）欠食すると、次の食後の血糖が高くなってしまいます。お腹が空いて間食やドカ食いをしてしまうこともありますよね。また、（右上図をさす）主食の量がばらばらで、昼食は少しで、夕食にいっぱい食べたりなんてことはないでしょうか？（問いかける）血糖の上がり方も主食量に合わせてばらばらになり、安定しにくくなります。（下図をさす）そのため、1日3食食べて、主食は毎食同じ量にすることで、血糖値が安定しやすくなりますよ。

間食とのつき合い方

基本的には控えよう！

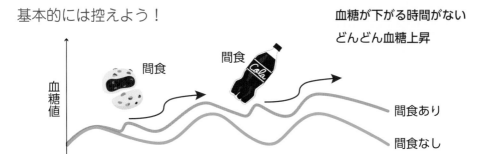

血糖が下がる時間がない
どんどん血糖上昇

血糖値

間食

間食

間食あり

間食なし

朝食　　　　　昼食　　　　　夕食　　　時間

どうしても
食べたいときは工夫を

✔ 量を減らす
✔ 低エネルギー・低糖質
✔ 食べた後は体を動かす
　　　　　　　　　など

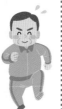

食事は寝る2時間前までに

食べてすぐに寝ると

✔ 朝まで高血糖
✔ 体脂肪がつきやすい

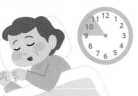

わくわく台本

間食とのつき合い方

　間食とのつき合い方を考えてみましょう。食事の合間に食べると、血糖が下がる時間がなくなり、（上図をさす）どんどん血糖が上がってしまいます。ですから、基本的には間食を控えるのがよいです。とはいっても、たまにはお祝いごとやご褒美で食べたいですよね。どうしても食べたいときは、量を減らしたり、低エネルギー・低糖質のものを選んだりと工夫しましょう。間食を食べる日のために、日ごろはしっかりと間食を減らして、血糖コントロールをよくして備えたいですね。それと、食事は寝る2時間前までに済ませましょう。食べてすぐ寝ると、朝まで高血糖が続いてしまいますし、体脂肪もつきやすいです。食後はすぐに横にならず、体を動かすのがおすすめです。

肥満・痩せに注意

体重の目安

> 身長 (m) × 身長 (m)

✕

18.5 未満	22 (18.5 〜 25 未満)	25 以上
痩せ	ちょうどよい	肥満

160cm なら…

$$1.6(m) \times 1.6(m) \times 22 = 56.3kg$$

がちょうどよい！

毎日体重計に乗ろう！

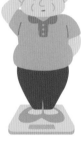

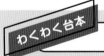 わくわく台本

肥満・痩せに注意

　血糖コントロールには、太りすぎもよくありません。では、いったいどれぐらいの体重がちょうどよいのか、少し計算が必要ですが一緒に確認しましょう。まず自分の身長のメートルを2回かけて、22という数字をかけると、それがちょうどよい体重です。160cm なら 1.6 × 1.6 × 22 で 56.3kg です。この体重とぴったり同じでなくてもよいですが、太りすぎは血糖が下がりにくくなるので、25 をかけて出た体重を超えている方は、少しずつ減らしましょう。逆に、痩せすぎも体力が落ちてしまいます。18.5 をかけた体重より少ない方は、少しずつ目安に近づけましょう。太りすぎ、痩せすぎを見逃さないために、まずは毎日体重計に乗る習慣をつけましょう。

おすすめレシピ「レンジで満足焼きうどん風」

▶包丁・まな板・コンロ不要！　▶バランスがとれた食事を1品で済ませたいときに

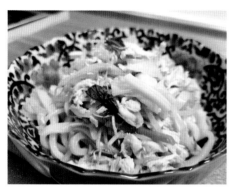

材料（1人分）

冷凍うどん（1玉）
　　　　　…200g
サラダチキン（1パック）
　　　　　…80g
カット野菜（野菜炒め用）
　　　　　…100g
めんつゆ（3倍濃厚）
　　　　　…小さじ1
バター（1/2片）…5g

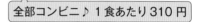
栄養価（1人分）

エネルギー…417kcal
炭水化物………59.5g
（うち食物繊維4.2g）
たんぱく質……27.7g
脂質…………7.2g
食塩相当量………3.3g

全部コンビニ♪ 1食あたり310円

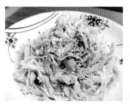

夏はサラダ用の野菜とお好きなドレッシングでサラダうどんもおすすめ♪

つくりかた

①耐熱容器にうどん、上に野菜をのせてラップをかけて、電子レンジ（600W）で4分30秒加熱する。
②サラダチキンはパックのままほぐし、めんつゆとバターと一緒に加熱した①に入れて、味がなじむように混ぜる。
※のりやかつお節をのせてもOK！

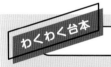
わくわく台本

おすすめレシピ「レンジで満足焼きうどん風」

　めん類が大好き、料理が苦手、1品で済ませたい方におすすめのめん料理です。この料理がおすすめの理由は、一皿にうどん（主食）、チキン（主菜）、野菜（副菜）が盛りつけられているので、栄養バランスがよいところです。また、食材はすべてコンビニで買うことができ、調味料もめんつゆとバターだけです。つくり方も火を使わず、電子レンジでうどんと野菜を加熱して、あとはめんつゆとバターを混ぜるだけなので、料理が苦手な方でも簡単においしくつくれます。包丁やまな板を使わないので洗いものも減りますね。夏は、めんだけ電子レンジで先に加熱して、冷ました後に野菜とチキンをのせて、お好きなドレッシングやマヨネーズで味つけしてもおいしいですよ。エネルギーを抑えたい方は、ノンオイルドレッシングやカロリーハーフマヨネーズを選びましょう。

おすすめレシピ「ほうれんそうとひじきの和えもの」

▶いつもの惣菜を簡単アレンジ　▶副菜が足りないときのもう 1 品に

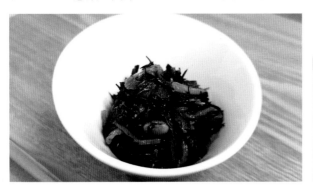

栄養価（1人分）	
エネルギー	51kcal
炭水化物	8.0g
（うち食物繊維 4.9g）	
たんぱく質	4.3g
脂質	1.3g
食塩相当量	0.7g

材料（1人分）

冷凍ほうれんそう（2 つかみ）…100g
ひじき煮（1 パック）…42g 入り

> 1 食あたり
> 160 円

つくりかた

①ほうれんそうを耐熱容器に入れ、ラップをして電子レンジ（600W）で約 30 秒加熱する。
②ほうれんそうの水気を切って、ひじき煮と和える。
　　※ほうれんそうの代わりに、いんげん豆やピーマンも合います。
　　※豆腐を加えて白和えに、マヨネーズで和えるとパンのおかずにもなります。

おすすめレシピ「ほうれんそうとひじきの和えもの」

　市販のサラダやお惣菜は食べ飽きたけれど、凝ったおかずはむずかしい……。そんな方におすすめの副菜です。この料理がおすすめの理由は、小鉢一品で食物繊維がしっかりととれるところです。すでに味つけされている市販のひじき煮に、冷凍のほうれんそうを和えるだけなので、調味料が不要で誰でも簡単につくれます。ほうれんそう以外にいんげん豆やピーマンにも合い、お弁当のおかずにもぴったりです。また、豆腐を加えるとたんぱく質もとれる白和えになります。ちょっとエネルギーは気になりますが、マヨネーズで和えると和風サラダにもなるので、野菜が不足しがちな朝食や、パン派の方にもおすすめです。

患者からよく聞かれる質問と ナイス 回答 *good!!*

Q. 野菜を食べるのが苦手です。野菜ジュースなら飲めるので、それを代わりにしてもよいですか？

A *good!!*

野菜ジュースには、原料の野菜の成分が丸ごと残っているわけではないので、完璧に野菜代わりになるとはいえません。製造過程で血糖上昇を抑える食物繊維は減っているものが多く、また糖質の多い野菜やくだものが含まれるものもあるので、かえって高血糖になってしまうことがあります。とはいえ、本来、野菜（副菜）を食べてほしい理由には「食物繊維」をとるだけでなく、ビタミンやミネラルなど、ほかの栄養素も補ってほしいという理由があります。ですから、どうしても野菜が苦手な方にとっては、まったく野菜をとらないよりは、野菜ジュースでビタミンやミネラルなどの栄養素を補給するほうがよいところがあります。

血糖コントロールのためには、野菜ジュースのなかでも、砂糖やくだものが入っておらず糖質が少ないものや、食物繊維がプラスされたものを選ぶとよいでしょう。

Q. 主治医に「適量なら飲酒してよい」といわれました。どれぐらいなら飲んでも大丈夫ですか？

A *good!!*

飲酒量はできるだけ少ないほうが望ましいですね。

飲酒のリスクとしては、アルコールによる食欲増進作用によってつい食べすぎてしまい、食後高血糖や肥満を助長することがあります。また、アルコールには、血糖値が下がりすぎないようにする機能（糖新生）を抑える作用があるため、低血糖になりやすくなります。飲酒のときは主食を抜く方もいますが、低血糖を助長するため注意してください。また、アルコールのエネルギーは栄養素としての役割をもたず、主食の代わりにはなりません。これらを踏まえたうえでおすすめするとすれば、糖質が少ない蒸留酒（ウイスキー、焼酎など）や糖質オフのものは直接血糖を上げにくいので、ほかのアルコール飲料よりはよいでしょう。

※適量とされている飲酒量は、純アルコール量 25g/ 日以下（ビール 5％：500mL、日本酒 15％：1 合 [180mL]、焼酎 35％：1/2 合 [90mL]、ウイスキー：ダブル 1 杯 [60mL]）

ですが、単に量を説明するべきではありません。25g/日はあくまでも許容される最大量であり、適量内であっても飲酒に伴うリスクがゼロとは限らないためです。そのため、できるだけ少ないほうが望ましいことを伝えましょう。

引用・参考文献

1）日本糖尿病学会編・著. 糖尿病治療ガイド 2020-2021. 東京, 文光堂, 2020, 152p.
2）日本糖尿病療養指導士認定機構編. 糖尿病療養指導ガイドブック 2021：糖尿病療養指導士の学習目標と課題. 東京, メディカルビュー社, 2021, 282p.
3）日本糖尿病学会編・著. 糖尿病診療ガイドライン 2019. 東京, 南江堂, 2019, 446p.
4）日本肥満学会編. "巻頭図表：肥満の判定と肥満症の診断基準". 肥満症診療ガイドライトン 2016. 東京, ライフサイエンス出版, 2016, xii.

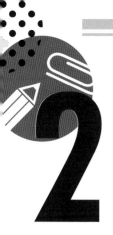

2 慢性腎臓病

金沢大学附属病院栄養管理部栄養管理室長
徳丸季聡 とくまる・としあき

❶ 腎臓病の食事療法は多岐にわたる

慢性腎臓病（chronic kidney disease；CKD）の食事療法は多岐にわたり、患者にとって複雑な食事療法の一つといえます。CKDの食事療法は食塩制限にはじまり、たんぱく質制限、エネルギー補給、カリウム制限、リン制限など広範囲にわたります。加えて薬物療法による便秘を生じることも少なくなく、食物繊維などの腸内環境に配慮した食事も求められます。一つの栄養素の制限であっても患者の負担が大きいですが、制限が複数になるとさらに負担が増すことはいうまでもありません。加えてCKDの食事療法は病期によって内容が異なることから、患者にとっては複雑な食事療法であるといえます。私たち管理栄養士は、医師と協力して患者の食事療法の実践を手助けし、腎保護と豊かな食生活の両立を図ることが役割であると考えます。

❷ 栄養教室で概念的な理解を深める

集団を対象とするCKDの栄養教室では、細かい数値を追うより、概念的な理解を深めることが重要と考えます。先述のとおり、CKDの食事療法は多岐にわたり、加えて病期により内容が異なります。また、患者ごとに理解力も異なるため、さまざまな背景をもつ患者が参加するCKDの栄養教室は、食事療法の概念的理解を深める内容とすることが有用と考えます。概念的な理解が深まることで、個別の栄養食事指導で立案する食事計画の実践につながるでしょう。

❸ とくに患者に伝えたいポイント

CKDの栄養教室で伝えたいポイントは3つあります。①CKDの食事療法の基本は減塩であること、②たんぱく質調整（制限）はエネルギー補給がセットであること、③たんぱく質調整（制限）はカリウム制限・リン制限を兼ねることです。たんぱく質調整（制限）、カリウム制限、リン制限はそれぞれ別立てで指導することもありますが、お互いの関連を栄養教室で強調することで、CKD食事療法の概念的理解が深まると考えます。

腎臓病と食事療法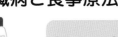

| 【ポイント1】 | 減塩は腎臓病の食事療法の基本 |

1. 減塩

- 腎臓は体の塩分を調整している。
- 腎臓病により塩分を調節する力が低下すると、体に塩分がたまりやすくなる。
- これが高血圧の原因となり、さらに腎臓病が進行する悪循環となる。

| 【ポイント2】 | たんぱく質調整（制限）とエネルギー補給はセット |

3. エネルギー補給

- たんぱく質を制限すると、同時にエネルギー摂取量が減る。
- エネルギーが不足すると筋肉が分解され、老廃物が増える。
- これにより腎臓病の進行や尿毒症を来すだけでなく、栄養状態も低下する。

2. たんぱく質調整（制限）

- たんぱく質が体のなかで利用されると、老廃物ができる。
- 腎臓は体の老廃物を排泄している。
- 腎臓病では老廃物が体にたまりやすくなり、腎臓病の進行や尿毒症を来す。

| 【ポイント3】 | たんぱく質調整（制限）はカリウム・リン制限を兼ねる |

4. カリウム・リン制限

- カリウムは筋肉の収縮や神経の興奮にかかわる栄養素。
- 腎臓病が進行しカリウムが体にたまると不整脈や心停止を来す場合がある。
- リンは骨の材料やエネルギー産生などにかかわる栄養素。
- 腎臓病が進行しリンが体にたまると、血管の石灰化などをひき起こす。

わくわく台本

腎臓病と食事療法

　腎臓病の食事療法の概要です。腎臓病の食事療法は、減塩、たんぱく質調整（制限）、エネルギー補給、カリウム・リン制限とたくさんあります。また腎臓病の状態によって、制限の有無や程度が異なりますので、具体的な内容は医師や管理栄養士に個別に相談しましょう。食事療法の基本は減塩です。腎臓病により塩分を調節する力が低下すると、体に塩分がたまりやすくなります。これにより腎臓病がさらに進行する悪循環となるため、腎臓病の状態を問わず、減塩は重要です。たんぱく質調整（制限）とエネルギー補給はセットで行います。また、たんぱく質調整（制限）はカリウム・リン制限を兼ねるため、たんぱく質調整（制限）をしっかりと行うことが重要です。

調味料小さじ1杯分の食塩量を知ろう

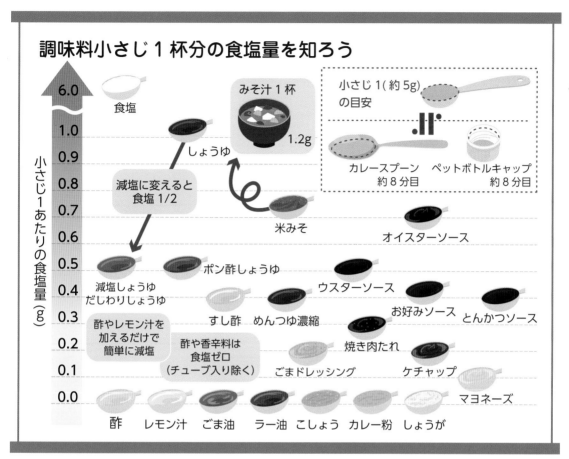

小さじ1あたりの食塩量（g）

6.0 食塩
1.0 しょうゆ
0.9
0.8　減塩に変えると食塩1/2
0.7
0.6
0.5　減塩しょうゆ だしわりしょうゆ／ポン酢しょうゆ
0.4
0.3　酢やレモン汁を加えるだけで簡単に減塩
0.2　酢や香辛料は食塩ゼロ（チューブ入り除く）
0.1
0.0

みそ汁1杯 1.2g

小さじ1（約5g）の目安
カレースプーン 約8分目
ペットボトルキャップ 約8分目

米みそ
オイスターソース
ウスターソース
すし酢　めんつゆ濃縮　お好みソース　とんかつソース
焼き肉たれ
ごまドレッシング　ケチャップ
マヨネーズ

酢　レモン汁　ごま油　ラー油　こしょう　カレー粉　しょうが

わくわく台本

調味料小さじ1杯分の食塩量を知ろう

　1日の食塩摂取量の約7割が調味料由来であることが報告されています[1]。よって、調味料に含まれる食塩への注意は重要です。スライドは、調味料小さじ1杯に含まれる食塩量です。小さじ1杯の量はイメージできますか？（参加者に問いかける）小さじ1杯は5cc（5mL）で、ペットボトルキャップの約8分目の量です。縦軸は食塩量で、上にいけば食塩が多く、下にいくと食塩が少ないこと示しています。たとえば、しょうゆ小さじ1杯は食塩が約1gですが、減塩しょうゆは0.5gです。下のほうに示す酢やレモン汁など食塩を含まないものを加えると、さらに食塩を減らすことができます。つまり、下に示されている調味料に置き替えることが、減塩のコツです。

たんぱく質調整（制限）のための基礎知識

1. たんぱく質は魚や肉、大豆製品、乳製品に多く含まれている

さけ（100g）

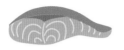

たんぱく質
約 20g

米飯（100g）

たんぱく質
約 2g

2. 魚や肉の重さの目安

指 3 本大	30 〜 40g
手のひら大	80 〜 100g

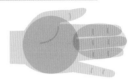

3. 同じ 100kcal でも異なるたんぱく質量

脂を多く含む
魚や肉を選ぼう

たら
（100kcal）

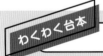

たんぱく質
23g

さば
（100kcal）

たんぱく質
8g

鶏ささみ
（100kcal）

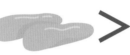

たんぱく質
22g

鶏もも肉
（皮つき）
（100kcal）

たんぱく質
8g

わくわく台本　たんぱく質調整（制限）のための基礎知識

　たんぱく質調整（制限）を行うための基礎知識を紹介します。1 つ目は、たんぱく質は魚や肉、大豆製品、乳製品に多く含まれています。たとえば、同じ 100g のさけと米飯を比べた場合、さけには約 20g のたんぱく質が含まれていますが、ご飯は 10 分の 1 の約 2g です。次は魚や肉の重さの感覚です。手のひらを物差しにします。（参加者に手のひらを出すよう促す）指 3 本の大きさが約 30 〜 40g、手のひらの大きさが約 80 〜 100g となります。最後が、食材の選び方です。脂を多く含む食材を選ぶことがコツです。たとえば、鶏のささみと鶏もも肉を比べた場合、同じ 100kcal であれば脂の多い鶏もも肉のほうがたんぱく質は少ないです。これは魚でも同様です。魚や肉の具体的な分量は体格などによって異なるため、個別にご相談ください。

エネルギー補給のコツ

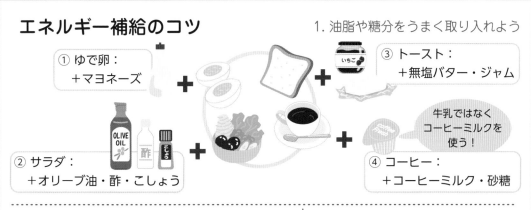

1. 油脂や糖分をうまく取り入れよう

① ゆで卵：
　＋マヨネーズ

② サラダ：
　＋オリーブ油・酢・こしょう

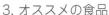

③ トースト：
　＋無塩バター・ジャム

牛乳ではなく
コーヒーミルクを
使う！

④ コーヒー：
　＋コーヒーミルク・砂糖

2. 低たんぱく質に調整された
　米飯やパンを利用しよう

普通の米飯 (150g)	低たんぱくご飯 (1/10) (150g)
たんぱく質4g	たんぱく質 0.4g

**節約したたんぱく質を魚や肉にまわすことで、
エネルギーが確保しやすくなる！**

3. オススメの食品

はるさめ　　　マシュマロ

ゼリー飲料　　　中鎖脂肪酸油
(たんぱく質 0g のもの)　(MCT オイル)

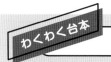

エネルギー補給のコツ

　たんぱく質調整（制限）とエネルギー補給はセットで行います。エネルギー補給のコツは、油脂や糖質をうまくとることです。たとえば、パン食の朝食を例にすると、ゆで卵にはマヨネーズをつけ、サラダはオリーブ油と酢をかけて即席のドレッシングとし、パンには無塩バターとジャムの両方をつけ、コーヒーにはコーヒーミルクと砂糖を入れます。約200kcalのエネルギーが上乗せできます。低たんぱく質に調整された米飯などの利用も有用です。（参加者に低たんぱくご飯やパンを使用した経験があるかを問いかける）同じご飯でも、低たんぱくご飯はエネルギーを減らすことなくたんぱく質量が大幅に節約できます。節約したたんぱく質を魚や肉にまわすことで、エネルギー補給が容易になります。加えて、市販のゼリー飲料やマシュマロはエネルギー補給の定番です。

第2章　患者の理解が深まるわくわくスライド　疾患別重要ポイント＆おすすめレシピ

Nutrition Care 2021 冬季増刊　**39**

カリウムを減らす工夫

カリウムは水に溶け出しやすい性質があるため、調理の工夫でカリウムを減らすことができる

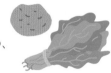

水にさらす（20分が目安）
約10～40%除去

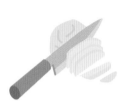

細かくきざむことで
カリウムが溶け出し
やすくなる

水気をしっかりと
切る

ゆでこぼす
約20～50%除去

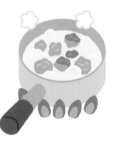

ゆでたお湯は捨てる

   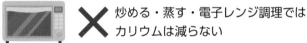

炒める・蒸す・電子レンジ調理では
カリウムは減らない

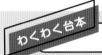

カリウムを減らす工夫

　カリウムは水に溶け出しやすい性質があり、調理の工夫でカリウムを減らすことができます。これは野菜やいも類だけでなく、肉なども同様です。食材を水にさらしたり、ゆでることでカリウムが水に移ります。食材を細かくきざむことで、さらにカリウムが水に移りやすくなります。カリウムが減る量は、きざみ方や水にさらす時間にもよりますが、およそ2～4割程度減少します[2]。食材をさらした水や湯にはカリウムが溶け込んでいるため、しっかりと水気を切り、調理には用いずに捨てましょう。なお、炒めたり、蒸したり、電子レンジにかけても、水にカリウムが溶け出さないため、カリウムはほとんど減りません。野菜炒めなどをつくる場合は、一度水にさらした後に炒めるとよいでしょう。

リン制限の基本と注意点

1. たんぱく質調整（制限）はリン制限

- リンはたんぱく質が多い食品に含まれている。
- たんぱく質調整（制限）は、同時にリン制限を行うことになる。

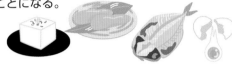

2. カルシウムとリン

- カルシウムを多く含む食品は、同時にリンも多く含まれている。

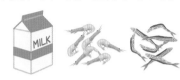

3. 自然由来のリンと添加物由来のリン

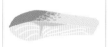
自然由来の「有機リン」
吸収率
20 ～ 60%

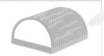
添加物由来の「無機リン」
吸収率
>90%

【注意点】
無機リンは、酸味料・乳化剤・結着剤・pH調整剤などの添加物に含まれている。

有機リン・無機リンは、お湯のなかで振り洗ったり、ゆでこぼすことで減らすことができる。

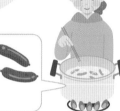

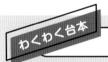
わくわく台本

リン制限の基本と注意点

　リン制限の基本は、たんぱく質調整（制限）をしっかりと行うことです。リンはたんぱく質が多い食品に含まれ、たんぱく質調整（制限）は同時にリン制限を行うことになります。なかでも、牛乳や小魚などのカルシウムが多い食品にはリンがたくさん含まれています。リン制限における注意点は、添加物由来のリンに注意することです。同じリンでも、自然由来の有機リンの吸収率は2～6割であるのに対し、添加物由来の無機リンは9割以上とされています。無機リンは酸味料や乳化剤などの添加物に含まれています。加工食品はできるだけ避けることや、練りものやウインナーはゆでこぼしてから使うとよいでしょう。

おすすめレシピ「油そば風うどん」

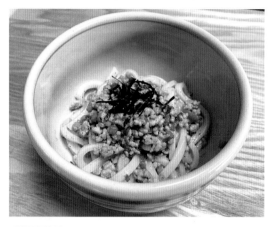

材料（1人分）

冷凍うどん…（1玉）200g
豚ひき肉…50g
合わせ調味料

A
- 焼肉のたれ…小さじ1
- ごま油 …小さじ1
- 酢…小さじ1/2
- すりおろしにんにく…小さじ1/2
- 無塩顆粒だし…小さじ1/4
- 減塩しょうゆ…小さじ1/2
- うま味調味料…少々
- こしょう…少々

揚げ玉…10g
のり…適量
小ねぎ…適量
ラー油…適量

つくりかた

①耐熱容器のなかに豚ひき肉と合わせ調味料（A）を混ぜ合わせ、冷凍うどんをのせる。
②電子レンジ（600W）で4～5分加熱する。
③揚げ玉を入れて軽くかき混ぜ、のり、小ねぎ、ラー油をかける。

栄養価（1人分）

エネルギー ……… 490kcal
たんぱく質 ……… 15.6g
食塩相当量 ……… 1.2g

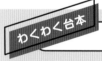

わくわく台本

おすすめレシピ「油そば風うどん」

　火を使わずに、電子レンジだけで簡単につくることができる、めん料理です。メインの材料は冷凍うどんと豚ひき肉です。つくりかたは、耐熱容器のなかに豚ひき肉と合わせ調味料を混ぜ合わせ、冷凍うどんをのせます。600Wの電子レンジで4～5分加熱後に、揚げ玉を加えて軽くかき混ぜ、のり、小ねぎ、ラー油をお好みでかけてできあがりです。このレシピのポイントは、ごま油や酢、おろしにんにくなど、塩味以外の味を加えている点です。また、うま味調味料に含まれるグルタミン酸ナトリウムは、塩味を減らしてもおいしさが保たれることが知られています。なお、うま味調味料に含まれる食塩量は、普通の食塩の20分の1程度で、少量であれば健康を害することはありません[3]。

おすすめレシピ「トマトキーマカレー」

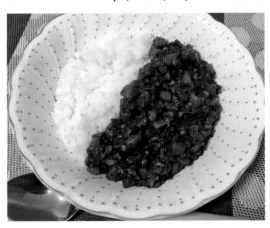

材料 (2人分)

牛豚合いびき肉…100g
たまねぎ…(大 1/2 個) 150g →みじん切り
にんじん…(1/3 本) 60g →みじん切り
油…大さじ2
にんにく…1 片
こしょう…少々
トマト缶 (カット)…(1 缶) 400g
カレールウ…(1 個) 30g
カレー粉…小さじ2
米飯…150g (※ 1 人分)

栄養価 (1人分)

エネルギー……… 640kcal
たんぱく質……… 16.7g
食塩相当量………… 1.7g

米飯を
低たんぱく質ご飯 (1/20) に
置き換えると
たんぱく質は 13.7g となる

つくりかた

①フライパンを熱し、油とにんにくを入れ、たまねぎを炒める。
②ひき肉、にんじんを順に炒め、こしょうをふる。
③トマト缶を加えてふたをし、弱火で 10 分煮込む。ふたをとってさらに 10 分煮込み、水分を飛ばす。
④火を止め、カレールウとカレー粉を入れて混ぜ、ひと煮立ちさせて、ご飯にかける。

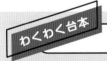 わくわく台本

おすすめレシピ「トマトキーマカレー」

　トマト缶とカレー粉を使ったカレーです。カレールウは食塩を含みますが、カレー粉には食塩は含まれていません。トマトにはグルタミン酸といううま味成分が豊富に含まれています。肉と組み合わせることでさらにうま味が増し、食塩は控えめですがおいしく食べることができます。つくりかたは、フライパンを熱して油とにんにくを入れ、たまねぎを炒めます。たまねぎが透きとおってきたらひき肉、にんじんを順に炒め、トマト缶を加えてふたをして弱火で10分煮込み、ふたをとってさらに 10 分煮込んで水分を飛ばします。いったん火を止めてカレールウとカレー粉を入れて混ぜ、ひと煮立ちさせればできあがりです。米飯を低たんぱく質ご飯に置き換えると、たんぱく質が 16.7g から 13.7g になります。

患者からよく聞かれる質問とナイス回答 good!!

Q. 味つけのコツはありますか？ しょうゆを減らすと煮ものがおいしくできません。

A good!!

　減塩しながら煮ものをおいしくつくるコツは、だしをきかせることと、最後に塩味の味つけをすることです。

　だしにはうま味が豊富に含まれ、塩味を減らしてもおいしさを保つことができます。だしを濃い目にとることが重要です。市販の顆粒だしには食塩が含まれているため、併せて魚粉やうま味調味料を少量使うとよいでしょう。

　次に、具材とともに砂糖やみりんを加えて煮ます。甘味の分子は塩味に比べて大きいため、塩味を先に入れてしまうと甘味が具材にしみ込みにくくなります。具材に火がとおり、うま味や甘味がついたら、最後にしょうゆやめんつゆを加えて、具材の表面だけに塩味をつけます。塩味の味つけを最後にすることで、うま味・甘味・塩味のバランスのとれた煮ものができあがります。

Q. 簡単に減塩やたんぱく質調整（制限）を行う方法はありますか？ 仕事の都合で、平日の昼食はほとんどが外食やコンビニ食です。

A good!!

　レトルトの治療用特殊食品を活用することが一案です。減塩・低たんぱく質に調整された麻婆豆腐やすき焼き、カレーなどがレトルト食品として市販されています。低たんぱく質ご飯と組み合わせて麻婆丼や牛丼にすると、手軽に減塩とたんぱく質調整（制限）が実行できます。減塩・低たんぱく質のお弁当も冷凍などで市販されていますが、職場で食べるには保管スペースの確保がむずかしく、実行が困難です。一方、レトルト食品は常温で保存可能で、電子レンジがあれば開封して温めるだけで済むため簡単です。価格も両方合わせて500円程度なので、大きな負担になりません。

　栄養素バランスを考えて、コンビニのサラダをつけ足せばなおよいです。サラダの味つけはマヨネーズがおすすめです。ドレッシングより食塩が少なく、エネルギー補

給も同時にできます。ノンオイルドレッシングは通常のドレッシングに比べて、エネルギーは低く、食塩が多いため避けましょう。

引用・参考文献

1) 厚生労働省. 平成 29 年国民健康・栄養調査報告.（https://www.mhlw.go.jp/content/000681194.pdf, 2021 年 11 月閲覧）.
2) 中尾俊之ほか編. "食品の食塩・カリウム・リンを減らす調理法". 腎臓病食品交換表第 9 版：治療食の基準. 黒川清監修. 東京, 医歯薬出版, 2016, 168-71.
3) Walker, R. et al. The safety evaluation of monosodium glutamate. J. Nutr. 130（4S Suppl）, 2000, 1049S-52S.

第2章　患者の理解が深まるわくわくスライド　疾患別重要ポイント&おすすめレシピ

3 血液透析

特定医療法人桃仁会病院栄養部部長

荒木久美子　あらき・くみこ

❶ 時代遅れの制限食？ しっかり食べる透析食へ

透析治療における栄養素の喪失が大きな背景として存在する透析患者では、低栄養に陥りやすい状態にあります。さらに透析導入時年齢が上昇し、加齢による嚥下機能、身体機能低下に加え、透析合併症などさまざまな要因から容易に低栄養へつながることが懸念されています。あれダメ、これダメの制限食では低栄養に拍車をかけます。食材の特徴を理解してもらい、適切な量をしっかりと食べることが透析治療の車の両輪となる食事療法のオキテです。

❷ かん腎要の水分管理

体内の水分量がそのまま体重の増減につながる透析患者では「体重管理＝水分管理」となります。体内の塩分濃度調整のために水と塩は密接にかかわりをもち、口から入る水分と食塩の両方の摂取量の管理が必要となります。水分は飲水量だけではなく水気の多い食品、食事も同じように考えます。そのほか、体外に排出される尿量の状態、排便状況も大切な情報です。

❸ カリウムを制覇する

カリウムというと野菜はすべてゆでて、くだものは一切食べないというのが決まり文句になっていませんか？　カリウムはいろいろな食品に含まれており、たんぱく質の摂取量にもかかわります。腎不全状態ではカリウムの排泄障害があるため、食事からの過剰摂取には気をつけなければなりませんが、調理でのカリウム処理、料理や食品の組み合わせなどの工夫で食事を楽しめることを伝えましょう。

❹ リンの不思議

リンの種類は大きく二分されること、食品によって体内での吸収率が異なるなど、リンは知れば知るほど謎だらけです。透析患者は前述の排泄障害があるため、リンも食事からの過剰摂取には気をつけなければなりませんが、食事療法だけでは不十分であるため、リン吸着薬を用いてのコントロールも必要です。リンの話題では加工食品がキーワードですが、便利でおいしく、食卓を豊かにする加工食品をいかに使いこなすかが、リンコントロールを左右します。

透析療法「三本の矢」

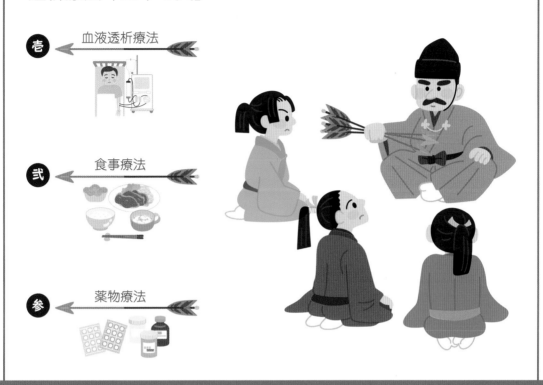

壱　血液透析療法

弐　食事療法

参　薬物療法

わくわく台本

透析療法「三本の矢」

　透析治療は透析室で受ける治療だけではありません。毎日の食事、合併症治療薬や透析治療を補う薬も大切です。有名な三本の矢のお話をご存じですか？「一本の矢では簡単に折れてしまうが、三本なら丈夫な矢となる」透析治療でも透析・食事・薬の３つの力を合わせれば強力な治療法になる、というものです。たとえば「血清リン値が高い」場合ですが、「リンの多いものを食べたかな？」と食事だけに目を向けていませんか？（問いかける）リン吸着薬は消化器症状が出やすい薬でもあるため、自己判断で調整して「今日は飲むのをやめよう」などと飲まない日はありませんか？（問いかける）血清リン値が高いときは、適切な量を服用できていない、服用のタイミングが悪いなど、十分なリン吸着ができていない場合もあります。透析条件や透析時間の調整が必要な場合もありますので、三本の矢の効果をいかした療法が必要になります。

リンには「2つの顔」がある

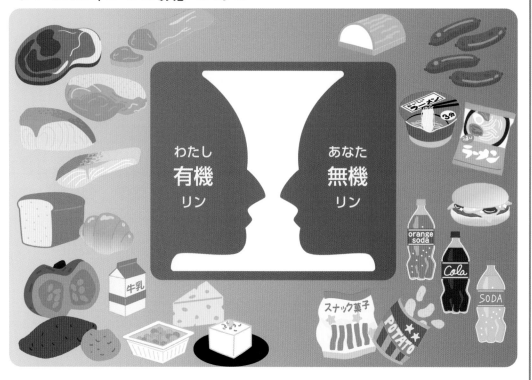

わたし
有機
リン

あなた
無機
リン

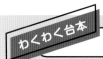

リンには「2つの顔」がある

　体内のリンはさまざまなメカニズムによって、つねに一定の範囲内になるように維持されています。透析患者さんではこの機能がくずれているため、食事性のリンの量に左右されて、高リン血症や低リン血症を起こしやすい状態となっています。ところで、食事性のリンは2種類あることをご存じですか？（問いかける）食事性のリンは有機リンと無機リンの2つに分けて考えます。有機リンは自然界に存在するリンで、動物性、植物性それぞれのたんぱく質食品に多く含まれています。無機リンは食品添加物の成分として存在するリンで、加工食品や調理済み食品に多く含まれています。無機リンの含有量は、同じ種類の食品でも各製造会社によって食品添加物の使用内容が異なり、含有量も記載されていないので、残念ながら正確な値を知ることはできません。

リンの不思議

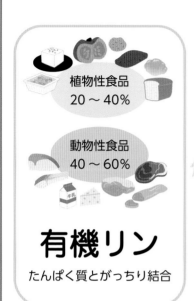

植物性食品
20〜40%

動物性食品
40〜60%

有機リン

たんぱく質とがっちり結合

体への吸収率

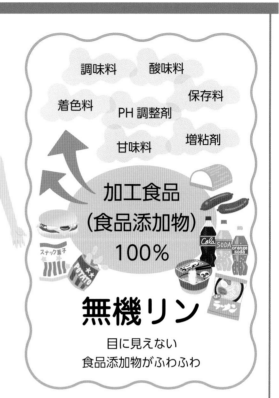

調味料　酸味料

着色料　　　　　保存料
PH調整剤
甘味料　　増粘剤

加工食品
（食品添加物）
100%

無機リン

目に見えない
食品添加物がふわふわ

２つのリンの特徴をよく知ることが大切

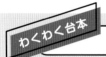

リンの不思議

　リンの体への吸収率で比較すると、植物性有機リンは20〜40%、動物性有機リンは40〜60%であるのに対し、食品添加物の無機リンではほぼ100%と高い傾向にあります。これは、食材のたんぱく質への結合の有無によって吸収率が異なるためです。また、清涼飲料水などに含まれる無機リンは、液体のためにさらに吸収されやすくなっています。ただし、食品添加物は加工過程で添加されたものなので、加工食品に対しては熱湯のなかでふり洗いをする、インスタントめんをゆでた汁を捨ててからスープをつくるなどすれば、無機リンの食品添加物をお湯のなかに溶けださせて減らすことができます。調理のひと手間でカリウムも食塩も減らすことができるのでおすすめです。

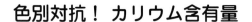

色別対抗！ カリウム含有量

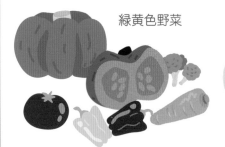

緑黄色野菜

淡色野菜

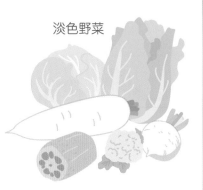

緑黄色野菜と
淡色野菜の
組み合わせ

野菜300g

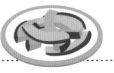

カリウム

多い

色の濃い野菜

❶：❷

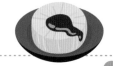

カリウム

少ない

色のうすい野菜

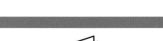

色別対抗！ カリウム含有量

　現在の日本人では、意識しなければなかなか十分に食べることができないという野菜不足が問題となっています。成人の1日の目標摂取量はご存じですか？（問いかける）成人における野菜の1日の目標摂取量は350g以上です。透析患者さんの場合、カリウム摂取量との関係や食事バランスをととのえるために、1日300gが目安になります。個々の野菜にも差がありますが、カリウムが多く含まれる野菜は緑黄色野菜に多いため、野菜300gの内訳は「緑黄色：淡色＝1：2」を意識しましょう。透析患者さんでは主食やメインのおかずのほかに、朝に1皿、昼と夜で2皿ずつの野菜のおかずを食べるようにすると、食事のバランスがグンとよくなります。1皿のおかずはそれぞれ野菜を50〜100gを使ったものがよいですね。

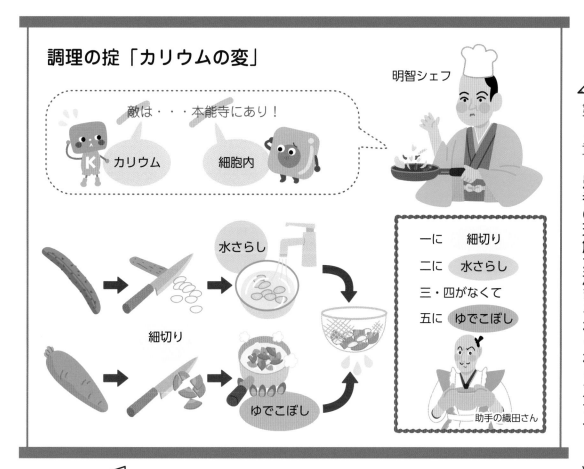

わくわく台本

調理の掟「カリウムの変」

　カリウムを減らすための調理の工夫を紹介します！ 食品を切って切り口をつくる、切った食品を水にさらす、材料をゆでてそのゆで汁を捨てる、という方法が効果的です。有名な「本能寺の変」を「カリウムの変」とするとわかりやすいので、明智シェフと助手の織田さんが解説します。カリウム（敵）は細胞内（本能寺）に潜んでいるので、食材を切ることで その切り口からカリウムが抜けていきます。野菜の場合は下ごしらえから調理をするので減らしやすいのですが、みかんを切って水さらし、いちごをゆでこぼし、などはできないので、くだものを生で食べる場合は、くだものに含まれるそのままのカリウムを食べることになります。食べ方や量を調整して楽しみましょう。

料理上手はカリウム上手

調理の掟　番外編

加熱方法

カリウム
1/3 〜 2/3
OFF ！

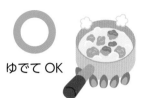

ゆでて OK

蒸す・
チン NG

切り方

見た目も
オシャレな
仕上がり !!

断面積 UP＆映える！

 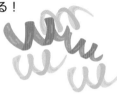

選び方

少量・便利

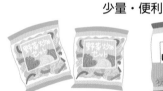

冷凍
ほうれん草

冷凍
さといも

わくわく台本

料理上手はカリウム上手

　調理の掟の番外編です。同じ温野菜でも蒸し器や電子レンジを使っては、ゆでこぼしの効果がないので注意してくださいね。下処理によって、3分の1から3分の2のカリウム含有量の減量となります。便利な調理器具も一役買ってくれます。最近では100円均一ショップでも手軽に購入できます。切断面の表面積を増やすと、なおカリウムが抜けやすく、見た目も美しく映えること間違いなし！ また、切断面が多いと調味料が絡みやすくなります。コンビニやスーパーで売っているカット野菜のサラダは、氷水にさらしてシャキッとさせ、しっかり水気をふきとってカリウムを除去しましょう。また、冷凍野菜は、一度ゆでてから冷凍しているので、カリウムが少ないのが特徴です。どちらも下処理不要で、少量で調理できるので便利ですね。上手に活用してください。

おすすめレシピ「ポテト春巻き」

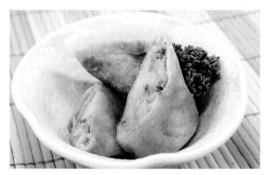

材料（1人分）
春巻きの皮… 1 枚
じゃがいも…50g
牛ひき肉…15g
たまねぎ…20g
食塩…0.3g
こしょう…少々
揚げ油…適量
パセリ…適量

材料（4人分目安）
春巻きの皮… 4 枚
じゃがいも…中 2 個
牛ひき肉…60g
たまねぎ…中 1/2 個
食塩…小さじ 1/4
こしょう…少々
揚げ油…適量
パセリ…適量

下準備

①じゃがいもは皮をむき、適当な大きさに切って水にさらしておく。
②たまねぎはみじん切りにしておく。

つくりかた

①じゃがいもをゆでて熱いうちにつぶす。
②たまねぎ、牛ひき肉を炒め、塩こしょうで味つけする。
③①と②をよく混ぜ合わせる。
④③を 4 等分し、春巻きの皮で巻いて、巻き終わりを水溶き小麦粉（分量外）でとめる。
⑤油できつね色になるまで揚げる。

栄養価（1人分）	
エネルギー	139kcal
たんぱく質	4.2g
カリウム	349mg
リン	51mg
食塩相当量	0.3g

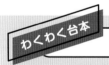

おすすめレシピ「ポテト春巻き」

　手軽につくることができる「ポテト春巻き」を紹介します。コロッケはフライの衣づけなどがあり、家庭でつくるのは少しハードルが高いかもしれませんね。これはコロッケと同じ具材を春巻きの皮でくるっと巻くだけです。なかの具は火がとおっていますので、色よくカラリと揚げてください。下準備として、じゃがいもを適当な大きさに切って水にさらし、カリウムを減らすことがポイントです。また、この料理は、自由にアレンジもできます！ カレー味をきかせてもスパイシーでおいしいですよ。紹介したレシピでは牛ひき肉を使用していますが、えびミンチなどでもおいしく仕上がります。ハムやチーズを入れてもよいのですが、もともと味がついていますので、食塩は入れずにつくって、食べるときに粗びき黒こしょうをパパッとふりかけてくださいね。

おすすめレシピ「鶏ミンチの磯部揚げ」

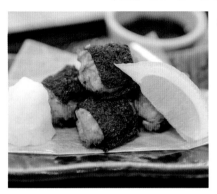

材料（1人分）

A
- 鶏ひき肉…60g
- えのきたけ…40g
- しょうが汁…2mL
- こしょう…少々

焼きのり…1/4 枚
揚げ油…適量
だいこんおろし…30g
レモン…適量
ポン酢しょうゆ…15mL

材料（4人分目安）

A
- 鶏ひき肉…240g
- えのきたけ…大 1 袋
- しょうが汁…小さじ 1.5
- こしょう…少々

焼きのり…1 枚
揚げ油…適量
だいこんおろし…30g
レモン…適量
ポン酢しょうゆ…大さじ 4

下準備

①えのきたけは根の部分を除き、半分に切る。
②だいこんはおろして軽く水気を切る。
③焼きのりは 20 枚に切る。

つくりかた

① A の材料をボウルに入れて、よく練る。
②20 個のだんごをつくり、焼きのりで巻いて油で揚げる。
③器に盛りつけ、だいこんおろし、レモン、ポン酢しょうゆを
　添える。

栄養価（1人分）

エネルギー	206kcal
たんぱく質	12.7g
カリウム	419mg
リン	107mg
食塩相当量	1.1g

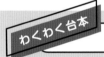

おすすめレシピ「鶏ミンチの磯部揚げ」

　鶏ひき肉と価格が安定しているえのきたけを使ったお財布に優しい一品です。4 人分、20 個の分量でつくりかたを紹介します。えのきたけで鶏ひき肉をボリュームアップさせています。えのきたけは、あまり細かく切らずに、歯ごたえを楽しんでくださいね。子どもたちのおかずにも、お父さんのビールのおつまみにも最適です。焼きのりではなく、味つけのりを使う場合は、焦げやすいので注意してください。

患者からよく聞かれる質問とナイス回答 good!!

Q. 寒い季節は鍋料理が恋しい季節です。鍋料理って食べてもよいのですか？

A good!!

昨今の鍋料理の進化には驚きますね。一人用の鍋が楽しめ、味つけのバラエティーも豊かですが、ネックなのは水分、食塩ともに含まれる料理ということです。しかし、材料の中身や量、調理法や食べ方の工夫次第で、透析患者さんも鍋料理を楽しむことができます。

鍋料理など、水分の多い料理を味わうタイミングとしては、透析の間隔が短い日（中1日）に食べるほうが、体重の管理がしやすいです。また、鍋料理だけでお腹を満たすのではなく、ご飯、天ぷらやフライなどの揚げもの（買ってきたものでちろんOK！）を用意して、あらかじめ自分の食べる量を取り分けておき、その分量の鍋をつつきながら食べることもよい方法です。鍋そのものに味をしっかりつけずに、別の器に「つけダレ」を用意し、薬味や香辛料を利用して食べると食塩の調整ができます。そうすることで鍋からの水分、食塩のとりすぎを防ぐことができ、食事のバランスもよくなりますね。

そして、鍋料理の最後のお楽しみの「〆の雑炊」ですが、たっぷりとカリウムが染み出た煮汁となりますので、一度に多くの量を食べるのは控えましょう。鍋の煮汁は製氷皿に入れて凍らせておくと、小分けにして調味料としても利用できますよ。

Q. 透析の日は食事と食事の間隔が空いてしまって、コンビニでパパっと食べられるもので済ませることが多いです。大丈夫ですか？

A good!!

透析時間と食事時間が重なることが多く、透析日の欠食が習慣化して、全体の栄養量が不足している患者さんもいますね。欠食よりは何か食べてほしいのですが、コンビニ食は食塩量が気になります。手軽に買えるものとしてポピュラーなおにぎりですが、食塩が含まれているのは具のみではありません。白いご飯であっても、ご飯にも塩味がついています。サンドイッチや菓子パンは、具だけでは

なく、パンにも食塩が含まれています。レジ横の揚げものや中華まんは商品自体の食塩量が多いので、トマトケチャップやしょうゆを足さないようにしてください。

　パパっと食べられる＝何も味つけせずともおいしいものとなり、どうしても食塩が絡んできます。体重管理に食塩管理は欠かせません。「透析間の体重 1kg の増加は食塩 8g の摂取」といわれています。最近の商品には食塩相当量の栄養成分表示のあるものが多いので、購入する際の参考になります。栄養成分表示をかならずチェックして、同じ食品の種類でも食塩の少ない商品をみつけましょう。または、お気に入りの商品を楽しむために、食塩の兼ね合いを考えた組み合わせが必要です。

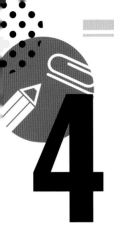

4 心不全

関西医科大学附属病院栄養管理部・健康科学センター管理栄養士

吉内佐和子 よしうち・さわこ

❶ 心不全とは

　心不全とは「なんらかの心臓機能障害、すなわち、心臓に器質的および/あるいは機能的異常が生じて心ポンプ機能の代償機転が破綻した結果、呼吸困難・倦怠感や浮腫が出現し、それに伴い運動耐容能が低下する臨床症候群」と定義されています[1]。『急性・慢性心不全診療ガイドライン（2017年改訂版）』では、心不全の病期の進行について、「ステージA：器質的心疾患のないリスクステージ」「ステージB：器質的心疾患のあるリスクステージ」「ステージC：心不全ステージ」「ステージD：治療抵抗性心不全ステージ」と定義しています[1]。患者が心不全を自覚するのは、心不全の症状が次第に進行するステージCの段階が多いと考えられます。この段階では、身体機能と栄養状態は並行して変化するため、疾病の変化に応じて食事療法を考える必要があります。

❷ 食塩制限の必要性と工夫を
##　　理解してもらう

　心不全は、さまざまな心疾患の終末像ですが、増悪因子の一つとして高血圧が関与しています。そこで、どのような心疾患であっても、食塩制限は非常に重要です。わが国のガイドラインでは、食塩摂取量は1日6g未満を推奨しており、重症心不全ではより厳格な食塩制限を検討するとしています[1]。一方、ループ利尿薬やサイアザイド系利尿薬を使用している場合や、ステージDにおいて食事摂取量の低下を伴う場合など、個々の状況に応じて食塩制限を緩和するタイミングを検討し、患者に伝えることも必要です。

❸ 心不全と肥満パラドックス
##　　（obesity paradox）

　肥満は、独立した将来の心不全発症の危険因子であることが示されています[2]。一方で、心不全をすでに発症した患者においては体重減少が独立した予後悪化因子であり、体重が増加していることが予後良好であるとの報告もあり[3, 4]、これを「肥満パラドックス（obesity paradox）」といいます。心不全では、サルコペニアも問題視されており、患者の年齢や病態に応じて、個々の適正体重を維持するために必要な栄養量と栄養バランスをきちんと伝えることが大切です。

心不全と栄養

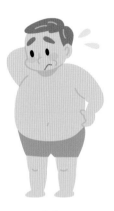

全身
体液貯留

食塩制限

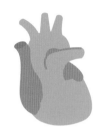

心臓
代謝亢進
動脈硬化による高血圧や
肥満による負担の増加

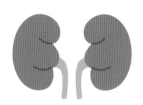

腎臓
ビタミンや
ミネラルの喪失

適正体重を維持する、栄養バランスのよい食事

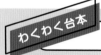

わくわく台本

心不全と栄養

　心不全では、心内膜疾患や弁膜症、心筋梗塞などの冠動脈疾患をくり返したり、不整脈など、さまざまな要因によって、心臓のポンプ機能が悪くなり、体液が貯留することにより、息切れやむくみが起こります。そこで、むくみを軽減させること、つまり血圧コントロールのために食塩制限を行っていきます。また、動脈硬化や高血圧、肥満は、心臓への負担を増加させます。心不全になると、血流が低下することにより、同時に腎臓が悪くなる方も多く、ビタミンやミネラルが失われます。そこで、患者さんそれぞれに合った適正体重を維持すること、バランスのよい食事をすることが必要です。適正体重は、年齢やこれまでの体重歴によっても異なりますので、主治医の先生に体重の目安について確認するようにしましょう。

栄養バランスのよい食事

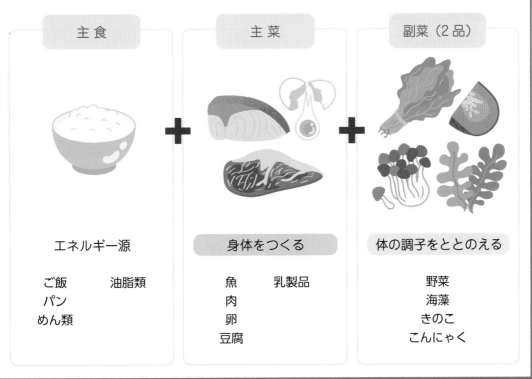

主食	主菜	副菜（2品）
エネルギー源	身体をつくる	体の調子をととのえる
ご飯　　油脂類 パン めん類	魚　　乳製品 肉 卵 豆腐	野菜 海藻 きのこ こんにゃく

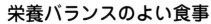

わくわく台本　栄養バランスのよい食事

　みなさんは「バランスのよい食事」というと、どのような食事だと思いますか？（問いかける）食事で気をつけている点はどんなことですか？（参加者の声を集める）肉の脂身や動物脂（牛脂、ラード、バター）を控え、大豆、魚、野菜、海藻、きのこ、くだものを組み合わせて、雑穀や未精製穀類を取り入れるという、日本の伝統的な食事スタイルは「The Japan Diet」として注目されています。ご存じですか？（問いかける）主食は、いわゆるご飯の仲間、糖質を中心としたエネルギー源となる食品です。主菜は、たんぱく質を多く含む食品で、私たちの体をつくるもとになります。副菜は、ビタミン・ミネラルの補給源、野菜、海藻、きのこ類が含まれます。この主食・主菜・副菜をそろえることで、自然と栄養バランスもよくなります。（時間に余裕があれば、他国の食事には「主食」という言葉がないことなどを盛り込む）

油脂のとりすぎ・野菜の摂取量を気にして 食塩摂取が過剰になった例

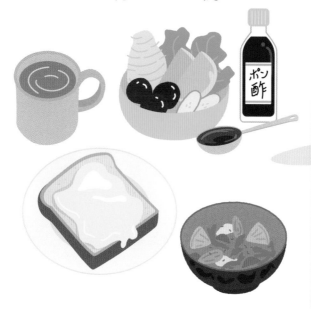

食塩含有量	
チーズトースト	
食パン5枚切り	1.0g
チーズ1枚	0.5g
カフェオレ	0g
ハムサラダ	
ハム2枚	0.5g
ポン酢大さじ1杯	1.3g
具だくさんみそ汁	
みそ	1.5g
合計	4.8g

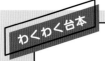 **わくわく台本**

油脂のとりすぎ・野菜の摂取量を気にして 食塩摂取が過剰になった例

　日本食は長寿食として注目されていますが、その欠点の一つは食塩摂取が多いことだといわれています。みなさんが健康上で気になることはどんなことでしょうか？（問いかける）骨粗鬆症を予防したいから乳製品を多くとったり、高血圧には野菜に含まれるカリウムがよいと聞いたからカリウムがしっかりとれるように具だくさんのみそ汁を飲んだり、油のとりすぎは肥満のもとだから、野菜サラダはマヨネーズやドレッシングはやめて、ポン酢しょうゆで食べたり……。食事一つひとつには理由があって、よく考えたうえのことであっても、合計してみると食塩摂取量が過剰となっていることは多いです。私も、こういうことをしているけれど……ということはありませんか？（参加者から実際に実施していることを聞き出し、勘違いメニューがあれば、スライドの例以外にも取り上げ、参加者の気づきを促す）

食塩摂取量はどうしたらわかる？

実施者	評価法	位置づけ
高血圧専門施設	24時間蓄尿によるナトリウム排泄量測定、管理栄養士による秤量あるいは24時間思い出し食事調査	信頼性は高く望ましい方法であるが、煩雑であるため患者の協力や施設の能力があれば推奨される
一般医療施設	起床後第2尿、随時尿でのナトリウム、クレアチニン測定、食事摂取量調査、食事歴法（24時間尿クレアチニン排泄量推定値を含む計算式による推定）	信頼性はやや劣るが、簡便であり、実際的な評価法として推奨される
患者本人	夜間尿での計算式を内蔵した電子式食塩センサーによる推定	信頼性はやや劣るが、簡便で、患者本人が測定できることから推奨される

★食事記録をもって栄養指導を受けてみよう！
★診察のときに尿の検査を受けてみよう！

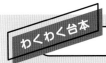
わくわく台本

食塩摂取量はどうしたらわかる？

　減塩といわれますが、さまざまなものに含まれる食塩は目にみえるものではないので、実際にどれくらいとっているのかを実感することは、なかなかむずかしいのが現実ですね。食塩摂取量というのは、食品や調味料に含まれる食塩量の合計になります。これらを推定するもっとも正確な方法が、24時間尿をためて、その尿からナトリウム排泄量を測定することや、管理栄養士による食事調査といわれています。最近では、随時尿でもおおよそ前日の食塩摂取量がわかるとされていますので、一度診察のときに尿の検査を受けてみてください。ご自身で思っている食塩摂取量と実際の検査から推定される食塩摂取量を比べてみてはいかがですか？

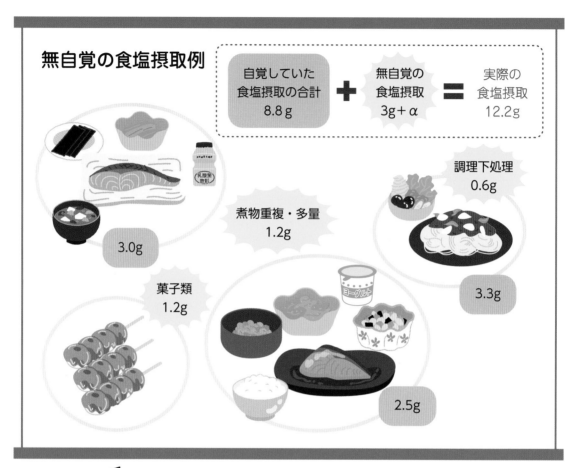

無自覚の食塩摂取例

| 自覚していた食塩摂取の合計 8.8g | ＋ | 無自覚の食塩摂取 3g＋α | ＝ | 実際の食塩摂取 12.2g |

調理下処理 0.6g

煮物重複・多量 1.2g

3.0g

3.3g

菓子類 1.2g

2.5g

わくわく台本

無自覚の食塩摂取例

　管理栄養士による食事調査と随時尿による検査を一緒に受けることで、ご自身の隠れた食塩摂取に気づくことができるかも知れませんよ。スライドは、ある患者さんの例です。ピンク色で示したところが、ご自身で自覚されていた食塩摂取量です。黄色で示したところは、管理栄養士がみつけた無自覚の食塩摂取です。みたらしだんごのしょうゆに食塩が含まれるという自覚がなかったこと、パスタをゆでるときに多量に食塩を用いていたこと、魚のくさみを抜く際にも少し食塩を用いたり、うす味のつもりでも煮もの調理が多かったことなど、くわしく聞きとると、12.2gの食塩摂取があることがわかりました。これは、推定食塩摂取量ともおおむね一致しました。こうした隠れた食塩摂取に気づいていくことが、減塩にはとても大切です。

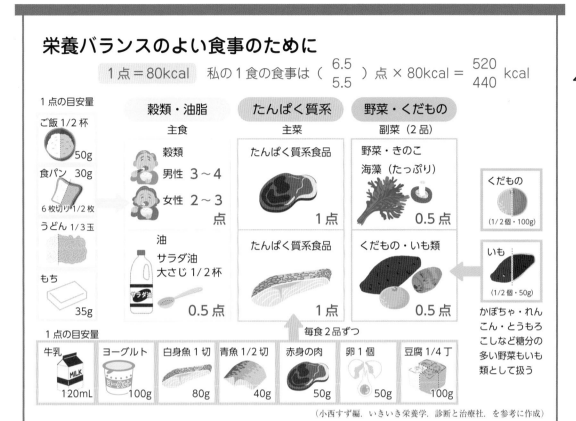

栄養バランスのよい食事のために

1点＝80kcal　私の1食の食事は（ 6.5 / 5.5 ）点 × 80kcal ＝ 520 / 440 kcal

1点の目安量
- ご飯 1/2 杯　50g
- 食パン 30g　6 枚切り 1/2 枚
- うどん 1/3 玉
- もち 35g

穀類・油脂
主食
- 穀類　男性 3〜4　女性 2〜3 点
- 油　サラダ油 大さじ 1/2 杯　0.5 点

たんぱく質系
主菜
- たんぱく質系食品　1 点
- たんぱく質系食品　1 点

毎食2品ずつ

野菜・くだもの
副菜（2 品）
- 野菜・きのこ 海藻（たっぷり）　0.5 点
- くだもの・いも類　0.5 点

くだもの（1/2 個・100g）

いも（1/2 個・50g）

かぼちゃ・れんこん・とうもろこしなど糖分の多い野菜もいも類として扱う

1点の目安量
- 牛乳 120mL
- ヨーグルト 100g
- 白身魚 1 切 80g
- 青魚 1/2 切 40g
- 赤身の肉 50g
- 卵 1 個 50g
- 豆腐 1/4 丁 100g

（小西すず編．いきいき栄養学．診断と治療社．を参考に作成）

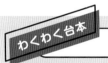

栄養バランスのよい食事のために

　栄養バランスのよい食事を摂取するための簡単な目安を一つ紹介します。私たちがふだん食べているものは、80kcal で割り切れるものが多いのです。そこで、このスライドは、80kcal を 1 点として、1 回の食事ごとに、主食・主菜・副菜の量をそれぞれの人に応じた点数分をとると、必要なエネルギーをバランスよくとれるようにつくった表です。まず、主食の仲間ですが、よく食べるご飯は、1 点が 50g、ちょうどコンビニおにぎりの半量です。これを 1 食に男性なら 3〜4 点、女性なら 2〜3 点に調整します。主菜はたんぱく質を多く含む食品を 2 点が基本です。体格の大きい男性の場合は、1 日のうち 1〜2 食を 2.5〜3 点に調整してもよいでしょう。野菜・くだものは、野菜・きのこ・海藻類と、比較的糖質を多く含むくだもの・いも類を分けて考えます。

おすすめレシピ「かぼちゃの煮もの」

▶シリコン鍋を使った減塩メニュー！

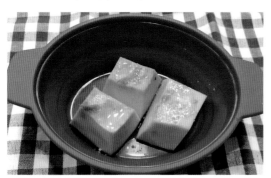

材料（2人分）

かぼちゃ…200g
砂糖…小さじ2
酒…大さじ1
しょうゆ…小さじ1/2

栄養価（1人分）

エネルギー……112kcal
食塩相当量………0.2g

つくりかた

①かぼちゃの皮はところどころをむく。
②かぼちゃを一口大に切り、シリコン鍋に入れ、砂糖、酒をかけてまぶし、5分おく。
③しょうゆをかけ、軽くまぜる。
④ふたをして電子レンジ（600W）で5分加熱する（500Wの場合は6分）。
⑤電子レンジから出し、ふたをしたまま5〜10分蒸らしてから、ふたをとって底に残った調味料をからめる。

> 普通の鍋で煮込むと、しょうゆが6mLくらい必要となり、食塩摂取量1.2gとなる。シリコン鍋でつくると約1gの減塩となる。

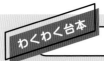

おすすめレシピ「かぼちゃの煮もの」

　日本食には、砂糖、しょうゆ、みそを用いたものが多く、食塩摂取量が多くなりがちです。鍋で煮込む料理では、調味液をつくるために、ある程度の調味料を入れなければなりません。そこで、シリコン鍋と電子レンジを使うことで、少量の調味料でも、やわらかく味がつきやすい調理方法を紹介します。味がしみやすいように、かぼちゃの皮はところどころむいておくこと、また電子レンジから出したときに、すぐにふたを外さずに、蒸らす時間をつくることで、やわらかく仕上がります。酒、しょうゆの水分量で十分に蒸すことができるため、水を加えずにしっかりと味をつけます。1〜2人分を調理したい方にもおすすめの調理方法です。

おすすめレシピ「たいのポワレ」

▶フライパン1つで減塩！

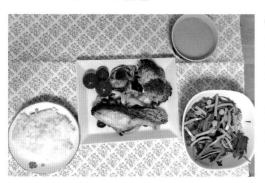

材料（1人分）

たい…70g
食塩…0.6g
オリーブ油…7g
しめじ…20g
なす…40g
ミニトマト…35g
ブロッコリー…40g

栄養価（1人分）

エネルギー……560kcal
たんぱく質……28.1g
食塩相当量………2.1g

つくりかた

①たいに食塩をふる。
②ブロッコリーはゆでて、水気を切っておく。
③フライパンにオリーブ油を引いて、たいを入れて皮をカリッとさせるように焼き、皿に取り出す。
④焼き終わったフライパンに残ったオリーブ油で、しめじ、なす、ミニトマトを炒める。
⑤たいの皿に野菜を彩りよく盛りつける。

【献立例】
ご飯 100g
たいのポワレ
つけあわせ
  しめじ
  ブロッコリー
  なす
  ミニトマト
かぼちゃのポタージュ
水菜のサラダ（和風ドレッシング）

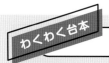
わくわく台本

おすすめレシピ「たいのポワレ」

　たいのポワレと聞くと、調理に手間がかかりそうだと思われるかもしれませんが、これはフライパン1つで簡単につくることができます。フライパンにオリーブ油を引き、たいの皮をカリッとさせるように焼きます。このとき、オリーブ油にはたいのうま味とたいにつけた下味の塩味が移り、焼き終わったフライパンにはオリーブ油が残ります。この残りのオリーブ油で、つけあわせの野菜を炒めます。それぞれ、塩味とたいのうま味が出たオリーブ油が染み込むことで、新たな調味料を追加することなく仕上がります。ブロッコリーは炒めずにゆでることで、彩りよく仕上げます。主菜にしっかりとオリーブ油を使うので、水菜のサラダはノンオイルドレッシングを使用します。かぼちゃのポタージュは市販の煮だし型のものです。

患者からよく聞かれる質問と ナイス 回答 _good!!_

Q. 減塩が大事といってもまったく味のない食事ばかりだと食欲が出ません。食事が楽しくありません。

A _good!!_
　体のことを心配して、食事をつくってくださっているのですね。とくに、どのような料理に食欲が出ないと感じておられますか？

　おみそ汁などの汁ものは、うす味にしても量が多いと体に入ってくる食塩量は一緒です。逆に汁の量が少なければ、多少味が濃くても摂取している食塩量は少ないということになります。好みの味つけで汁の量を変えることを試してみてください。また、汁の量を減らす工夫として、なかに入れる具材の量を増やすと、同時に野菜をとることにもつながりますよ。

　おかずで煮ものをつくるときは、味のバランスを重視して全体的にうす味にして、だしの風味をしっかりと味わうことを試してみてください。市販のだしの素を使う場合には、種類によって含まれる食塩量が違いますし、ほかの調味料を足したときの味も異なります。好みの味となるものを探してみましょう。また、少しもの足りないなと思うときには、風味を加えるトッピングを準備しておくことをおすすめします。たとえば煮ものなら、とうがらしやかつお節、お浸しなら、もみのりやかつお節を混ぜ合わせることで、風味が出て、味を濃く感じることができますよ。

Q. 痩せないといけないと思って、食事量を減らしていますが、全然痩せません。やっぱり太っているとだめですよね？
（過去に心筋梗塞歴がある高齢心不全患者）

A _good!!_
　これまでも、食事や体重を気にかけてこられたのですね。日本人が、健康を維持するためにどのような栄養素をどれくらいとるのがよいのかを検討した「日本人の食事摂取基準2020年版」は、とくに高齢の方の栄養に注目した内容となっています。そこでも新たに高齢の方の区分が設けられ、65歳以上の方の死亡率が低いBMIは $22.5 \sim 27.4\mathrm{kg/m^2}$ ですが、フレイルの予防および生活習慣病の発症予防の両者に配慮して、目標は $21.5 \sim 24.9\mathrm{kg/m^2}$ となっています。同時に、何ら

かの疾患を有する場合は、その疾患の重症化予防をほかの疾患の発症予防よりも優先させる必要がある場合が多いとされています[6]。

　心不全では、6ヵ月の経過のなかで7.5%以上の体重減少が予後不良につながったという報告があります。また、年齢を重ねるとともに、筋肉の維持が大切になる時期です。高齢者では毎食たんぱく質系の食品をとらなければ、筋肉合成のための刺激が得られないことがわかっています。毎食、主食・主菜・副菜のあるバランスのよい食事をするなかで、いちばんよい体重はどれくらいなのか、また、その体重が維持できるように一緒に考えていきましょう。

引用・参考文献

1）日本循環器学会 / 日本心不全学会合同ガイドライン. 急性・慢性心不全診療ガイドライン（2017年改訂版）. (https://www.j-circ.or.jp/cms/wp-content/uploads/2017/06/JCS2017_tsutsui_h.pdf, 2021年11月閲覧).
2）Kenchaiah, S. et al. Obesity and the risk of heart failure. N. Engl. J. Med. 347（5）, 2002, 305-13.
3）Anker, SD. et al. Wasting as independent risk factor for mortality in chronic heart failure. Lancet. 349（9058）, 1997, 1050-3.
4）Kenchaiah, S. et al. Body mass index and prognosis in patients with chronic heart failure : insights from the Candesartan in Heart failure : Assessment of Reduction in Mortality and morbidity（CHARM）program. Circulation. 116（6）, 2007, 627-36.
5）小西すず編. いきいき栄養学：武庫川女子大学栄養クリニック：おいしく楽しくダイエット. 南部征喜監修. 東京, 診断と治療社, 2006, 123p.
6）厚生労働省. 「日本人の食事摂取基準（2020年版）」策定検討会報告書. (https://www.mhlw.go.jp/stf/newpage_08517.html, 2021年11月閲覧).

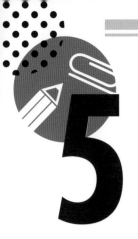

5 肝硬変

千葉大学医学部附属病院臨床栄養部副部長／栄養管理室長
野本尚子 のもと・なおこ

❶ 肝硬変の食事療法の意義

　肝硬変は、肝機能の低下によるグリコーゲン貯蔵量の低下から、エネルギー産生に筋肉などを使用するため、体たんぱく異化が亢進し、たんぱく質低栄養状態およびサルコペニアの発生頻度が高くなります。このため、低アルブミン血症、腹水などの症状が発生し、肝硬変の予後を悪化させます。さらに、非アルコール性脂肪性肝疾患（nonalcoholic fatty liver disease；NAFLD）を背景とした肥満症や糖尿病の合併も多く、インスリン抵抗性や糖代謝異常が肝線維化を促進し、肝硬変患者の発がんリスクを高めると報告されています[1]。このことから肝硬変患者の食事療法の目的は、肝機能の低下や症状に合わせた栄養療法の実践による、たんぱく質・エネルギー低栄養状態（protein energy malnutrition；PEM）、サルコペニア、肥満症、糖代謝異常の予防、改善、症状の緩和です。

❷ 肝機能に合わせた
　個別性の高い栄養療法

　肝硬変の栄養療法は、肝機能や栄養状態をアセスメントして、個々に合わせた適正な栄養量と質の摂取、就寝前投与などのタイミングを、栄養療法のフローチャートに基づき選択する必要があります[1]。肝臓病教室では、肝機能や栄養状態に合わせて栄養療法に違いがあることを理解してもらうことが重要です。栄養状態は個別性が高いため、個々に合わせた具体的な栄養療法の伝え方には工夫が必要です。集団教室で栄養療法の重要性、栄養療法の個別性を理解してもらい、並行して個別指導によって個々に合わせた栄養療法を実践できるように計画しましょう。

❸ エネルギーの適正量と配分

　肥満の改善、サルコペニアの改善のためには、摂取エネルギー量を適正化して体重を適正範囲に近づけることが必要です。まずは、摂取エネルギー量と消費エネルギー量のエネルギーの収支と体重の変動のしくみについて説明しましょう。さらに、就寝時のエネルギーの枯渇を防ぐために有効な就寝前投与（late evening snack；LES）の必要性と摂取方法について説明しましょう。

❹ たんぱく質の質と量

　分岐鎖アミノ酸製剤の必要性や効果、摂取方法もくわしく説明し、分岐鎖アミノ酸製剤の摂取を定着化させることが重要です。

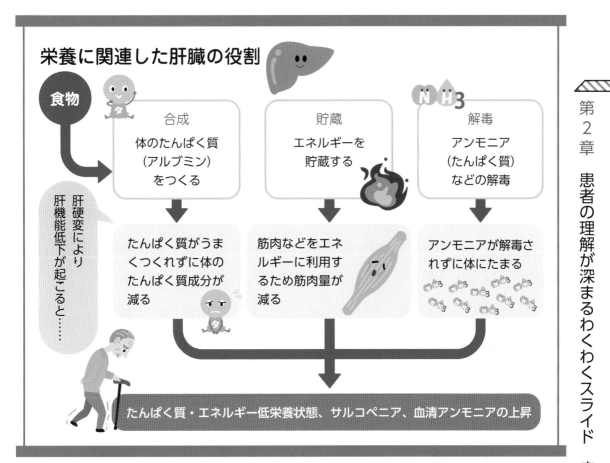

栄養に関連した肝臓の役割

食物 → 合成／貯蔵／解毒

合成
体のたんぱく質（アルブミン）をつくる

貯蔵
エネルギーを貯蔵する

解毒
アンモニア（たんぱく質）などの解毒

肝硬変により肝機能低下が起こると……

たんぱく質がうまくつくれずに体のたんぱく質成分が減る

筋肉などをエネルギーに利用するため筋肉量が減る

アンモニアが解毒されずに体にたまる

たんぱく質・エネルギー低栄養状態、サルコペニア、血清アンモニアの上昇

わくわく台本

栄養に関連した肝臓の役割

　肝臓は、体における化学工場といわれており、栄養に関連したはたらきがとても多いです。食べものが消化・吸収された後に肝臓に運ばれると、体の構成成分であるたんぱく質をつくったり、一部はエネルギー源として肝臓のなかに貯蔵されます。そして、寝ているあいだなどの食べものが体内に入ってこないときでも、体のなかにエネルギーを供給できるようにしています。また、食べものの一部は、体のなかで使えずに、有害な物質として体内に残るものもあります。そのため肝臓は、体外に有害な物質を排出できるように、無害な物質に解毒する役割も担っています。肝硬変になると肝臓の機能が低下し、体に必要なたんぱく質が減ります。また、肝臓のエネルギー量が足りないため、代わりに筋肉などの体の構成成分を利用してエネルギーをつくるために筋肉が減少したり、アンモニアなどの物質が解毒できずに体にたまりやすくなるなど、栄養に関連した問題が発生します。

肝硬変における栄養関連の問題と解決策

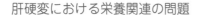
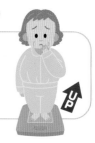

肝硬変における栄養関連の問題

> たんぱく質・エネルギー低栄養状態、
> サルコペニア、血清アンモニアの上昇、肥満や糖尿病

肝硬変の症状の発生、肝臓の線維化・肝発がん率の上昇、生存率の低下

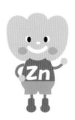

肝機能に合わせた食事・栄養摂取により栄養関連の問題を解決

①エネルギーの適正摂取（量、タイミング）

②たんぱく質の適正摂取（量と質）

③そのほか（減塩、亜鉛摂取など）

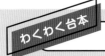 わくわく台本

肝硬変における栄養関連の問題と解決策

　肝硬変における栄養の問題は、たんぱく質・エネルギー低栄養状態、サルコペニア、血清アンモニアの上昇だけでなく、肥満や糖尿病などの問題もあります。これらの栄養上の問題が発生すると、肝硬変の症状である肝性脳症が起こったり、腹水がたまりやすくなったりして、生存率が低下することもあります。また、肥満や血糖の上昇によって肝臓の線維化がすすんだり、肝発がん率が上昇したりします。このため、肝機能や症状に合わせた食事や栄養のとり方によって、栄養関連の問題を解決する必要があります。栄養問題の解決には、エネルギー適正量や摂取のタイミング、たんぱく質の量や質に気をつけること、そのほか症状に合わせて食事を調整することなどが効果的です。

エネルギーの適正摂取（量・タイミング）

1. 適正なエネルギーをとり
肥満や痩せを改善する

　求める式「標準体重 ×25 〜 35kcal」

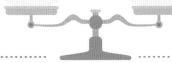
摂取
エネルギー
（食事）

消費
エネルギー
（運動）

基礎代謝

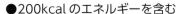

2. 就寝前エネルギー投与
（late evening snack；LES）

就寝前投与に適した食品

● 200kcal のエネルギーを含む
● たんぱく質は、分岐鎖アミノ酸を含むほうがよい
● 手軽に使用できる
● 消化吸収がよい
● 適正エネルギーの範囲で行う
● 分岐鎖アミノ酸含有肝不全用経腸栄養剤は
　効果が証明されている

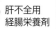
肝不全用
経腸栄養剤

就寝前投与の効果

● 血清アルブミンの改善
● アンモニアの分解
● 予後の改善
● サルコペニアの改善・予防

（日本消化器病学会・日本肝臓学会編. 肝硬変診療ガイドライン 2020. を参考に作成）

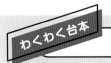
わくわく台本

エネルギーの適正摂取（量・タイミング）

　エネルギーの適正摂取について説明します。ポイントは、エネルギー量と摂取のタイミングです。まず、体は食事から得る摂取エネルギーと消費エネルギーのバランスにより、体重が変動します。摂取エネルギーのほうが消費エネルギー量より多いと体重は増加し、少ないと体重は減少します。このため、食事から得るエネルギー、つまり食事量を適正にすると、めざす体重に近づいていきます。ご自身の適正なエネルギー量を求める計算式は、スライドに示すとおりです。（あとでみなさんで計算してみましょう、など声かけをする）次に、適正な摂取のタイミングについて説明します。肝硬変の方は、寝ているあいだなどに食事からの栄養が入ってこないと、筋肉がエネルギーとして使われてしまい、筋肉の減少しやすい状態にあります。たんぱく質・エネルギー低栄養状態などの場合は、医師の指示によって、就寝時に栄養を補給して栄養状態の低下を防ぐ「就寝前エネルギー投与」という方法があります。就寝前投与に適した食品はスライドに示すとおりですが、効果が証明されているのは分岐鎖アミノ酸の入った肝不全用経腸栄養剤というものです。

適正なたんぱく質（アミノ酸）の量・質

【算出方法】

①たんぱく不耐症なし

1.0 〜 1.5g/ 標準体重 /kg/ 日
（分岐鎖アミノ酸製剤含む）

②たんぱく不耐症あり

0.5 〜 0.7g/ 標準体重 /kg/ 日
＋BCAA 高含有肝不全経腸栄養剤

分岐鎖アミノ酸（BCAA）とは
体で合成できないアミノ酸のうちの 3 種類
バリン、ロイシン、イソロイシンで
肝硬変患者に不足しやすい

バリン　ロイシン　イソロイシン

分岐鎖アミノ酸製剤投与の効果

●血清アルブミンの改善　　●肝性脳症の改善
●サルコペニアの改善・抑制　●肝発がんの抑制

【分岐鎖アミノ酸
（BCAA）製剤の種類】

	商 品 名	エネルギー (kcal/ 包)	BCAA 量 (g/ 包)
顆粒製剤	リーバクト®配合顆粒	16	4.0
BCAA 高含有肝不全経腸栄養剤	アミノレバン®EN 配合散	213	6.1
	ヘパン ED®配合内用剤	310	5.5

（日本消化器病学会・日本肝臓学会編. 肝硬変診療ガイドライン 2020. を参考に作成）

わくわく台本　適正なたんぱく質（アミノ酸）の量・質

　たんぱく質の適正摂取について、分岐鎖アミノ酸も含めて説明します。たんぱく質の適正摂取のポイントは、量と質です。たんぱく質は、体内で体たんぱく、筋肉、臓器を合成後にアンモニアが体に残ります。アンモニアがたまりやすくなっているたんぱく不耐症があるときには、食事からのたんぱく質の量を減らして、分岐鎖アミノ酸を適正量、摂取することが栄養状態の改善に効果的です。分岐鎖アミノ酸は BCAA ともいいますが、体で合成できないアミノ酸のうち、バリン、ロイシン、イソロイシンの 3 種類のことです。肝硬変の方でとくに低下しやすいです。分岐鎖アミノ酸を投与することの効果は、血清アルブミンの改善、サルコペニアの改善・抑制、肝性脳症の改善、肝発がんの抑制です。

あなたの適正な栄養量

計算してね！

1. エネルギー

標準体重 _____ kg × 25 〜 30 ＝ [　　　] kcal/ 日

2. ①たんぱく質
（食事）

標準体重 _____ kg × _____ g ＝ [　　　] g/ 日

②たんぱく質
（分岐鎖アミノ酸製剤）

種類 [　　　]　量 [　　] 包 / 日

就寝前投与種類 [　　　]　量 [　　] 包 / 日

3. 食塩

[　　] g/ 日

わくわく台本

あなたの適正な栄養量

　適正なエネルギー量、たんぱく質の量と質について、ご理解いただけましたか？ では、ご自身の適切な栄養量について確認してみましょう。（時間によっては算出してもよいが、計算は複雑なので、事前に記載したものを渡したほうがよい。もしくは、人数が多い場合は、例として計算してもよい）では、適切な栄養量を摂取するためには毎日の食事をどのようにしたらよいのか考えてみましょう。

（問いかける）

適正な栄養量を考慮したメニューの考え方

（例：600kcal/ 食、たんぱく質 20g/ 食）

①主食・主菜・副菜をそろえる

②主食と主菜の量に気をつける

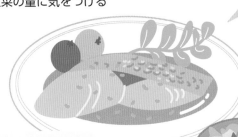

主菜

豚もも肉（うす切り 3 枚）	40g
鶏もも肉	40g
さけ（1 切れ）	60g
あじ（中 1 匹）	60g
卵（1 個）	50g
木綿豆腐（1/3 丁）	100g

たんぱく質

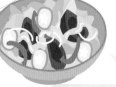

主食

ご飯（茶碗 1.5 杯）	200g
食パン（6 枚切り 2 枚）	120g
クロワッサン（2 個）	80g
うどん（1.5 人分）	320g
そば（1 人分強）	240g
中華めん（1 人分強）	160g

エネルギー・炭水化物

副菜

緑黄色野菜
単色野菜　合計 100g 以上

ビタミン・ミネラル・食物繊維

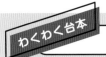

適正な栄養量を考慮したメニューの考え方

　適正な栄養量について、エネルギーやたんぱく質の量を毎日計算するのはたいへんですね。そのため、主食・主菜・副菜の量に着目します。ご飯やパン、めんなどの主食は、簡単にいうとエネルギーが多く、炭水化物という栄養素が多いという特徴があります。また、肉、魚、卵、大豆製品など主菜によく使われる食品は、たんぱく質を多く含むという特徴があります。さらに副菜はビタミン、ミネラル、食物繊維などが多いです。このため、主食・主菜・副菜をそろえて、さらに主食と主菜の量を適正量にすると、エネルギーやたんぱく質を大まかに適正量にそろえることができます。例として、1 食 600kcal、たんぱく質 20g の食事の主食・主菜・副菜の量を示しました。（主菜の量の把握は、相手の理解度に合わせて手ばかり法なども選択する）さらに、体重を減らしたい場合は調理の油、間食によるエネルギーの過剰にも気をつけていきましょう。

おすすめレシピ「さけのちゃんちゃん焼き」

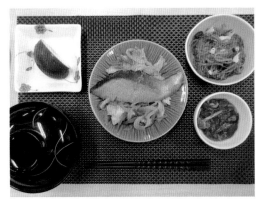

材料（1人分）

さけ…60g
たまねぎ…30g
にんじん…15g
ピーマン…10g
キャベツ…40g
油…1g

●合わせみそ
白みそ…6g
みりん…2g
減塩しょうゆ…1g
砂糖…2g

栄養価（1人分）

エネルギー…142kcal	食物繊維………2.1g
たんぱく質……15.1g	食塩相当量……0.6g

【献立例】

ご飯
さけのちゃんちゃん焼き　　にんじんラペ
なめことめかぶの和えもの　りんご

栄養価（1食分）

エネルギー…649kcal	食物繊維………10g
たんぱく質……21.3g	食塩相当量……1.1g

つくりかた

①たまねぎ、にんじん、キャベツ、ピーマンは千切りにする。
②フライパンに油を入れてさけを身から焼く。
③さけのまわりに野菜をのせて混ぜ、合わせみそを回しかけて、ふたをして蒸し焼きにする。
④野菜がしんなりしてきたら皿に盛りつける。

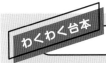

おすすめレシピ「さけのちゃんちゃん焼き」

　さけのちゃんちゃん焼き1品で野菜を100g近く摂取することができます。献立例として、副菜ににんじんを用いたサラダのキャロットラペ、なめことめかぶの和えもの、りんごとしました。この1食で食物繊維を10g摂取することができるので、便秘予防にも効果的です。白みそや減塩しょうゆを使用しているため、食塩が少なくてもおいしく食べることができます。さけのちゃんちゃん焼きは、フライパンでつくる方法を示しましたが、ホットプレートを使用したり、アルミホイルに包んでホイル焼きにすることもできます。

おすすめレシピ「カレーライス」

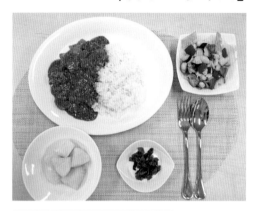

材料（1人分）

ご飯…180g	にんにく…0.5g
鶏もも肉…25g	しょうが…0.5g
じゃがいも…50g	こしょう…適量
たまねぎ…45g	カレールウ…18g
にんじん…20g	トマトケチャップ…3g
バター…1g	砂糖…2g

栄養価（1人分）

エネルギー…522kcal	食物繊維…6.2g
たんぱく質…11.1g	食塩相当量…2.1g

【献立例】

カレーライス	大豆入りサラダ
福神漬け	パインアップル

栄養価（1食分）

エネルギー	657kcal
たんぱく質	13.9g
食物繊維	9.6g
食塩相当量	2.9g

つくりかた

①野菜は皮をむいて、たまねぎはくし切り、にんじんはいちょう切り、じゃがいもは6等分に切る。

②フライパンにバター、にんにく、しょうがを入れて軽く炒め、鶏もも肉、①を炒めてこしょうをふり、ひたひたになるまで水を入れる。

③20分ほど野菜がやわらかくなるまで煮て、カレールウ、トマトケチャップ、砂糖などの調味料で味をととのえる。

④ご飯の上にカレーをかけて盛りつける。

おすすめレシピ「カレーライス」

　一般的なカレーライスの鶏肉の量は50gですが、野菜を多めに使用して、鶏肉を半量にしても肉の少なさを感じにくくしています。肉の量は盛りつけ時に調整できるので、家族と区別して調理をしなくても低たんぱく質の食事をつくることができます。献立例として、大豆の水煮を加えたサラダとデザートにパインアップルとしました。食塩制限がある場合は、福神漬けを除いたり、カレールウの量を控えめにすることで調整できます。

患者からよく聞かれる質問と ナイス 回答 good!!

Q. 分岐鎖アミノ酸が体によいと聞きましたが、薬ではなく食事でとることはできますか？

A good!!

　分岐鎖アミノ酸は、体内ではつくることができないので、毎日とり入れる必要のある必須アミノ酸です。肝硬変の方は、機能が低下した肝臓の代わりに筋肉などでのアンモニアの分解や体のたんぱく質の合成の際に必要であるため、分岐鎖アミノ酸を多く摂取する必要があります。

　食品では魚（さけ、あじ、かつお）や鶏肉などに多く含まれています。しかし、比較的、分岐鎖アミノ酸を多く含むさけでも、1 切れ（60g）に約 2.3g 程度しか含まれていませんので、経腸栄養剤であるアミノレバン®EN 配合散と同量（18.3g/3 包）の分岐鎖アミノ酸を食事から摂取するためには、さけを 1 日 8 切れ食べなければなりません。さらに、総アミノ酸量に占める分岐鎖アミノ酸の割合は、アミノレバン®EN 配合散が約 40%[2] であるのに対し、さけでは 20%程度であり、さけを 8 切れ食べるとたんぱく質は100g を超えてしまうため、たんぱく質の過剰摂取となってしまいます。このことから、総たんぱく質量を適正に保ちながら継続して分岐鎖アミノ酸をとるには、経腸栄養剤のほうが適切です。

Q. 生ものが肝臓に悪いと聞いたことがあるのですが、本当ですか？

A good!!

　魚介類、えびなどの甲殻類の刺身や加熱不足の食品の摂取は、ビブリオ・バルニフィカス感染症（食中毒）を発症することがあります。肝臓疾患を基礎疾患としている人は、発熱、激しい痛み、皮疹などの症状がみられ、敗血症など重篤化することが知られていますので十分に注意が必要です。この食中毒予防は、とくに夏場における魚介類の生食は避けること、また、中心温度 70℃で 1 分間（100℃であれば数秒間）加熱すれば死滅しますので、適切に加熱調理をしましょう。さらに、皮膚の傷から感染する場合がありますので、6 ～ 10 月は海水に入らないように気をつけましょう[3]。

引用・参考文献

1）日本消化器病学会・日本肝臓学会編．"BQ3-1 肝硬変患者の低栄養状態や肥満は予後に影響するか？"．肝硬変診療ガイドライン 2020．改訂第 3 版．東京，南江堂，2020，16．

2）大塚製薬．アミノレバン®EN 配合散添付文書．（https://www.otsuka-elibrary.jp/pdf_viewer/index.html?f=/file/1018/ambbnotk.pdf，2021 年 11 月閲覧）．

3）厚生労働省．ビブリオ・バルニフィカスに関する Q & A．（https://www.mhlw.go.jp/topics/bukyoku/iyaku/syoku-anzen/qa/060531-1.html，2021 年 11 月閲覧）．

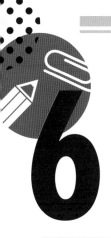

6 慢性膵炎

広島大学病院栄養管理部

長尾晶子 ながお・あきこ

① 慢性膵炎は多職種での治療を

慢性膵炎の治療は、定期的な診療と検査、疼痛コントロール、禁煙、禁酒、適切な栄養摂取がポイントになるため、各専門家との連携が重要となります。管理栄養士は、患者が内服している薬剤の効能・効果の知識を得たり、栄養教室において、疼痛コントロールや、禁煙、禁酒がうまく行えていることを確認することも大切です。

② 膵炎の機序を知ってもらう

膵炎が起こる機序を知ることで、禁酒の重要性や暴飲暴食しないことの重要性に、患者自身が気づくことができます。また、膵臓のはたらきを知ることで、消化のしくみや血糖コントロールの関与など、体のなかで起こっている変化も知ることができ、アドヒアランスの向上につながります。

③ 食事療法の継続のコツ

脂質の摂取量が増えている現代において、低脂質の食事は「飽きる」ことが考えられます。脂質の少ない食品を使用し、脂質が増えない調理法であっても、変化をもたせる工夫をレシピとともに紹介しておきましょう。低脂質の魚を選択すると炎症に関与しているエイコサペンタエン酸（eicosapentaenoic acid；EPA）の摂取低下につながるため、青魚の摂取頻度を確認したり、調理方法を紹介したりする必要があります。食事摂取量が低下している際には、低脂質の栄養補助食品の紹介も必要です。また、低脂質の食事を長期にわたって続けると必須脂肪酸や脂溶性ビタミンの不足につながるため、症状が軽快している時期には、脂質摂取を緩和することも大切です。

④ 亜鉛にも注目する

インスリンの構成成分でもあり、ランゲルハンス島 β 細胞のインスリン合成・貯蔵・分泌に関与している亜鉛は、不足すると血糖上昇につながります。膵炎の症状悪化や血糖コントロールにも関与するため、亜鉛にも注目し、定期的な血清亜鉛値の確認や、亜鉛の多い食品の積極的な摂取をすすめます。亜鉛の吸収を阻害する食習慣も確認が必要です。

膵臓の機能を知ろう！

膵臓の位置

約20cmの
細長いかたち

1日に膵液を
500〜800mL
分泌する

①食物を消化する膵液をつくり十二指腸へ送り出す

TRY	AMY	LIP
たんぱく質 分解酵素	糖質（炭水化物） 分解酵素	脂肪 分解酵素
トリプシン	アミラーゼ	リパーゼ
・膵臓内では不活性化 （トリプシノーゲン） ・十二指腸内でエンテ ロキナーゼによって 活性化される	・でんぷんやグリ コーゲンなどの 糖類を分解する ・膵臓と唾液腺で 産生される	・中性脂肪を分 解する ・膵臓特異性が 高い

膵臓の機能が低下するとたんぱく質や脂肪の消化不良が起こり、下痢・体重減少が起こる

②血糖を調節するホルモンを分泌する

インスリン
血糖を
下げる ↓

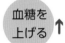
グルカゴン
血糖を
上げる ↑

インスリンとグルカゴンが協力し血糖を保っている

内分泌機能が低下すると、血糖コントロールが困難となり高血糖となる

わくわく台本

膵臓の機能を知ろう！

　膵臓は、まず食物を消化する膵液をつくり、十二指腸へ送り出すはたらきをしています。また、血液中の糖分である血糖を調節するホルモンをつくり、血液中へ送り出すはたらきもしています。膵臓は胃の後ろあたりにあり、長さは20cmほどの細長いかたちをしています。ちょうど親指と小指を伸ばしたくらいの長さですね。（手を広げてみせる）分泌している膵液は、1日に500〜800mLといわれています。膵液には、たんぱく質を分解するトリプシン、糖質を分解するアミラーゼ、脂肪を分解するリパーゼが含まれています。膵臓の機能が低下し、膵液の分泌が減ると、栄養素を分解できなくなって消化不良が起こりそうですね。血糖を調整するホルモンのうち、血糖を上げるホルモンはほかにもあるのですが、血糖を下げるホルモンはインスリンただ一つなので、膵臓での分泌が減ると血糖が上がりやすくなるのがわかりますか？（問いかける）

膵炎が起こるしくみ

膵液の流れが悪くなり、膵臓のなかに膵液がたまることで起こる。
膵臓に膵液がたまるおもな原因に「アルコール」や「胆石症」などがある。

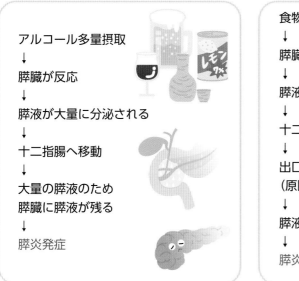

アルコール多量摂取
↓
膵臓が反応
↓
膵液が大量に分泌される
↓
十二指腸へ移動
↓
大量の膵液のため
膵臓に膵液が残る
↓
膵炎発症

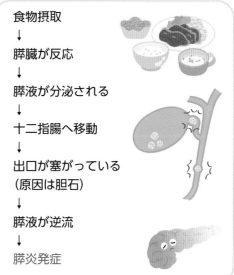

食物摂取
↓
膵臓が反応
↓
膵液が分泌される
↓
十二指腸へ移動
↓
出口が塞がっている
（原因は胆石）
↓
膵液が逆流
↓
膵炎発症

暴飲暴食や刺激の強い食べもの・飲みものも膵臓へ負担をかける！

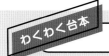

膵炎が起こるしくみ

　膵炎が起こるしくみを考えてみましょう。膵液が、食べものではなく、膵臓自身を消化してしまって炎症が起こります。膵液の流れが悪くなり、膵臓のなかにたまることで起こるのです。おもな原因はアルコールと胆石です。まず、アルコールは膵臓を刺激するので、大量の膵液が分泌されてしまって、膵液が膵臓に残り、炎症が起こります。胆石の場合は、胆石で膵液の出口が詰まって膵液が逆流し、炎症が起こります。禁酒すること、暴飲暴食や刺激の強い食べものを控えることで、膵炎の予防ができます。

慢性膵炎の症状とは？

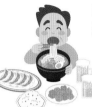

日常的な暴飲暴食で膵臓を過度にはたらかせることにより、長期的に小さな炎症の持続または反復で、膵臓の細胞が破壊され、線維化して機能低下がみられる。本来は食べものを消化する膵液が、膵臓自身を溶かしてしまう。

進行すると

↓

①膵液の分泌↓
消化不良、脂肪性下痢、体重減少

②インスリンの分泌↓
高血糖（膵性糖尿病）

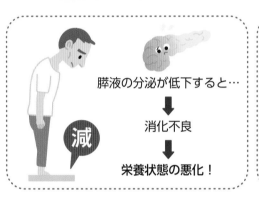

膵液の分泌が低下すると…

↓

消化不良

↓

栄養状態の悪化！

減

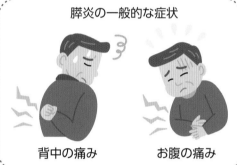

膵炎の一般的な症状

背中の痛み　　お腹の痛み

わくわく台本

慢性膵炎の症状とは？

　慢性膵炎の症状をふり返ってみましょう。日常的に暴飲暴食することで、膵臓が過度にはたらき、小さな炎症が続いたり、炎症をくり返すことで膵臓の細胞が破壊されて、機能が低下します。本来は、食べものを消化する膵液が自分自身を溶かしてしまうのです。（両手で膵臓の大きさをつくり、萎んでいく様子をみせる）消化液が減ると消化不良を起こし、消化されなかった脂肪がそのまま便として排泄されるので、白い色の脂肪便が出たり、体重も減ったりします。膵臓で分泌しているインスリンも減るので、高血糖になり、インスリン注射が必要になることもあります。膵臓は胃の後ろの背中側にあるので、背中の痛みが頻発します[1]。

膵炎患者の食事のポイント

①禁酒

アルコールは膵臓を
刺激するので厳禁！

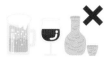

②暴飲暴食を避ける

食事量を少なくし、腹六分目
から八分目を心がける。

③刺激の多いものは控える

香辛料やカフェイン、炭酸飲料、
熱いもの、冷たいもの、タバコな
どは膵臓を刺激するため控える。

④脂質の摂取は控える

脂質は消化するのに時間がかかり、長時
間膵臓を刺激するため、脂質の少ない食
事を心がける。

 ポイント　脂質の比較（100gあたり）

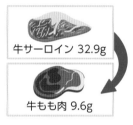

牛サーロイン 32.9g

牛もも肉 9.6g

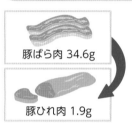

豚ばら肉 34.6g

豚ひれ肉 1.9g

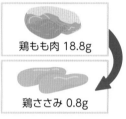

鶏もも肉 18.8g

鶏ささみ 0.8g

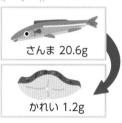

さんま 20.6g

かれい 1.2g

脂質が少ない部位、種類を使用しよう！
低脂肪の白身魚を中心に、EPA が豊富な青魚をバランスよく摂取！

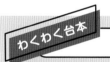 わくわく台本

膵炎患者の食事のポイント

　大切な食事療法のポイントのお話です。膵臓の安静を保つ食事を心がけましょうね。まずは
禁酒が大切です。アルコールは、もっとも膵臓を刺激し、膵液をたくさん分泌します。アルコ
ールを飲むと膵臓が溶けていくイメージをもってください。（両手で膵臓の大きさをつくり、萎んで
いく様子をみせる）暴飲暴食も、消化しなくてはいけないものが大量に流れ込むため、膵液の分
泌量が増えますね。香辛料やタバコなども膵臓を刺激します。脂質の多いものは、膵液のリパ
ーゼの分泌を増やすのでやはり刺激になります。脂質を控えるには、同じ牛肉や豚肉でも脂肪
の少ないもも肉やひれ肉を選ぶのがコツです。ばら肉は使用を控えましょう。魚は、脂質が多
い魚より白身の淡白なものがよいのですが、脂質の多い青魚は炎症を軽減してくれるエイコサ
ペンタエン酸（EPA）を多く含むため、調理を工夫して適度に摂取しましょう。

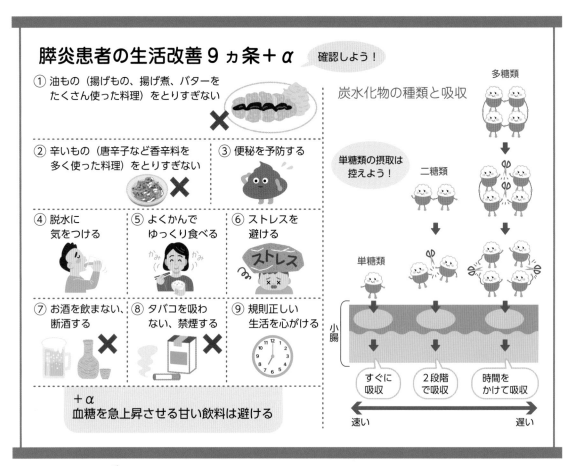

膵炎患者の生活改善9ヵ条＋α 確認しよう！

① 油もの（揚げもの、揚げ煮、バターを たくさん使った料理）をとりすぎない ✕

② 辛いもの（唐辛子など香辛料を 多く使った料理）をとりすぎない ✕

③ 便秘を予防する

④ 脱水に 気をつける

⑤ よくかんで ゆっくり食べる

⑥ ストレスを 避ける

⑦ お酒を飲まない、 断酒する ✕

⑧ タバコを吸わ ない、禁煙する ✕

⑨ 規則正しい 生活を心がける

＋α 血糖を急上昇させる甘い飲料は避ける

炭水化物の種類と吸収

多糖類

単糖類の摂取は 控えよう！ 二糖類

単糖類

小腸

すぐに 吸収　2段階 で吸収　時間を かけて吸収

速い　　　　　　遅い

わくわく台本

膵炎患者の生活改善9ヵ条＋α

　慢性膵炎の炎症を軽減し、痛みのない日常生活を送るための生活改善9ヵ条[1]と、プラスα を示します。油の多い料理、辛い料理を控えましょう。下痢止めの薬を使うこともあるかと思 いますが、便秘にはならないように、食物繊維の摂取や運動を心がけてくださいね。下痢をし ている方は脱水にも注意してください。よくかんで、ゆっくりと食べることは、口腔内のアミ ラーゼによる糖質の消化がすすみ、膵臓への負担軽減になります。ストレスを避け、お酒、タ バコはやめましょう。規則正しい生活で、心地よく過ごしましょう。ちまたには甘い飲料が多 く出回っていますが、これらにはブドウ糖果糖液糖という単糖類が多く含まれ、血糖を急上昇 させ、膵臓からのインスリン分泌を刺激します。すぐに吸収される単糖類の摂取も控えてくだ さい。

※単糖類、二糖類、多糖類については、126ページ参照。

膵臓に多く存在する亜鉛について

亜鉛はインスリンの成分にもなっており、糖質の代謝にかかわるだけでなく、不足すると膵臓の炎症を悪化させる。亜鉛は大量調理などの加工によって失われやすいため、外食や惣菜の利用をできるだけ控える。

亜鉛の多い食品

	1回摂取量	亜鉛量 (mg)	エネルギー (kcal)
牡蠣	100g（4～5個）	13.2	60
牛もも肉	100g	5.1	140
豚レバー	60g	4.1	128

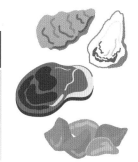
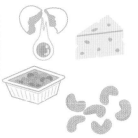

亜鉛の効果	①粘膜炎（口内炎など）の予防・改善 ②味覚異常の予防 ③免疫力を高める ④インスリンの構成成分であるため、血糖値も下がりやすい ＊亜鉛は膵臓に多く存在するため、膵臓術後に不足しやすい

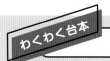

わくわく台本

膵臓に多く存在する亜鉛について

　インスリンの成分にもなっており、膵臓に多く存在する亜鉛についても知っておきましょう。亜鉛は、インスリンの構成成分で、糖質の代謝にかかわっています。不足すると膵臓の炎症を悪化させます。亜鉛は、大量調理で失われやすく、添加物の多いものを摂取すると吸収が阻害されます。外食や出来合いの惣菜を避け、亜鉛を多く含む牡蠣や牛もも肉、豚レバーなどの摂取を心がけましょう。亜鉛は、卵やチーズ、納豆にも多いため、脂質に注意して摂取してくださいね。膵臓を手術で切除することがあれば、さらに亜鉛が不足するため、注意しましょう。亜鉛が不足すると、膵臓や血糖コントロールへの影響だけでなく、口内炎などの粘膜炎や味覚異常にも進展します[2]。亜鉛を多く含む栄養補助食品もあるため、気になる方は個別にご相談ください。

おすすめレシピ「牡蠣の華風煮」

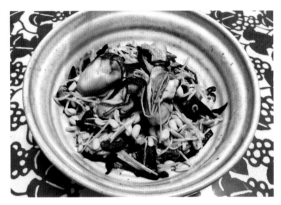

材料（2人分）

牡蠣…150g
大豆もやし…100g
生きくらげ…40g
干ししいたけ…10g
酒…大さじ1
オイスターソース…大さじ1
うすくちしょうゆ…小さじ1

つくりかた

①牡蠣を塩水で洗い、水で振り洗いして水気を切っておく。
②大豆もやしは洗っておく。生きくらげも洗って千切りにしておく。
③干ししいたけは水で戻して千切りにする。
④③の戻し汁と酒を鍋に入れ、②と③を入れて蒸し煮にする。
⑤火がとおったら牡蠣を入れて、火がとおるまでさらに蒸し煮にする。
⑥オイスターソースとうすくちしょうゆで味をととのえる。

栄養価（1人分）	
エネルギー	101kcal
たんぱく質	10.3g
脂質	1.5g
亜鉛	11.1mg
食物繊維	4.5g
食塩相当量	1.6g

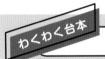

おすすめレシピ「牡蠣の華風煮」

　亜鉛は、インスリンの構成成分で、不足すると膵臓の炎症を悪化させる大切なミネラルです。牡蠣は脂質が少なく亜鉛が豊富に含まれています。亜鉛の1日の推奨量（日本人の食事摂取基準2020年版）[3]は、成人男性11mg、成人女性8mgですので、この1品で1日分の亜鉛が摂取できます。牡蠣にオイスターソースを使用すると、コクのある満足度の高い料理になります。ちなみに華風というのは、中華料理を日本人が食べやすいようにアレンジした中華風の味つけという意味です。

おすすめレシピ「さば缶と切り干しだいこんの和えもの」

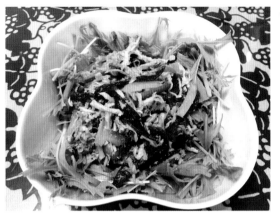

材料（4人分）

さば水煮缶…（1缶）190g
切り干しだいこん…40g
生きくらげ…60g
赤ピーマン…40g
黄ピーマン…40g
しょうゆ…大さじ1
酢…大さじ1/2
砂糖…小さじ1
すりごま…小さじ2
水菜…100g

つくりかた

①切り干しだいこんはさっと洗って水で戻し、水気を切って3cm程度に切っておく。
②湯どおしした生きくらげ、赤・黄ピーマンを千切りにする。
③ボウルに①と②を合わせて、さば缶をほぐしながら入れる。
④しょうゆ、酢、砂糖、すりごまを加えて和える。
⑤器に水菜（洗って3cm程度に切っておく）を入れ、上に和えた④を盛りつける。

栄養価（1人分）

エネルギー	152kcal
たんぱく質	12.1g
脂質	4.4g
カルシウム	207mg
食物繊維	4.3g
食塩相当量	1.1g

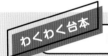

わくわく台本 おすすめレシピ「さば缶と切り干しだいこんの和えもの」

　エイコサペンタエン酸（EPA）が多く含まれている青魚は、脂質が多いため使いにくいのですが、水煮缶を使用することで脂質を控えることができます。また調理の手間も省け、手軽に食べることができます。食塩無添加の缶詰を選ぶと、味つけが自由にできるので減塩にもおすすめです。さば缶1缶でだいたい4人分くらいになります。つくりおきおかずとしても活用してください。

患者からよく聞かれる質問と ナイス 回答 _good!!_

Q. アルコールは止められません。どのくらいなら飲んでもよいですか？

A _good!!_ アルコールを飲むと、気がつかないあいだに膵液の分泌が増え、膵臓に負担がかかり続けます。膵液の分泌が増えるということは、膵臓自体も膵液で消化されている状態なので、アルコールを飲むことで自らの膵臓を溶かしていることをイメージしてください。アルコールの許容量は、1日あたり20gといわれているので、ビールなら500mL、日本酒なら1合、焼酎なら100mL、ワインなら200mL程度になります。どうしても飲む場合は、量に気をつけましょう。

でも……一度、1～2週間ほど禁酒してみませんか？ まず、朝の目覚めがスッキリと気持ちよいことを実感されるでしょう。睡眠の質がよくなり、日中の眠気も減ると思いますよ。アルコールを分解するときにたくさんの水が必要になるため、飲酒の翌朝は脱水状態になっていて、肌の水分も減ってしまいます。禁酒すると肌の調子もよくなるかもしれません。体の水分が十分だと運動もしやすくなり、疲れにくくなるという特典もあるはずです。ちょっと試してみましょう。

Q. 慢性膵炎は治りますか？

A _good!!_ 炎症が治まっている代償期が長く続くと膵臓の機能が維持でき、治っていく可能性はありますが、アルコールや脂質の多い食事、喫煙、暴飲暴食、ストレスが続くと、膵臓自身がかたくなる線維化を起こしてしまい、もとの膵臓の機能は戻らなくなります。膵臓の炎症をくり返さないように、膵臓を刺激する飲酒や食生活を避けることが治癒へのいちばんの近道です。

膵臓は、消化酵素やホルモンの分泌臓器なので、消化に負担をかけないこと、血糖値を急激に上げない食べ方も大事です。そう、早食いを直し、ゆっくりとよくかんで野菜から食べて血糖値の急激な上昇を予防しましょう。膵臓の機能を失っていくと、とくに脂肪の消化不良から下痢になり、排便のにおいも腐敗臭となってきて、生活の

質（quality of life；QOL）が低下します。血糖のコントロールもできなくなり、インスリン製剤（注射）などでのコントロールが必要となります。日常の薬剤の管理にも時間を要し、外出時の荷物も増えますね。膵臓の炎症をくり返さない生活を心がけましょう。

引用・参考文献

1）消化器病学会ガイドライン. 慢性膵炎ガイド：患者さんとご家族のためのガイド.（https://www.jsge.or.jp/guideline/disease/suien.html, 2021 年 11 月閲覧）.
2）伊佐地秀司. 膵疾患における亜鉛の有用性について. 亜鉛栄養治療. 2（1）, 2011, 2-15.
3）厚生労働省.「日本人の食事摂取基準（2020 年版）」策定検討会報告書.（https://www.mhlw.go.jp/stf/newpage_08517.html, 2021 年 11 月閲覧）.

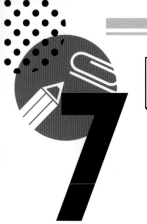

7 慢性閉塞性肺疾患（COPD）

国家公務員共済組合連合会枚方公済病院栄養科
上田耕平 うえだ・こうへい

日清医療食品株式会社主任
山田由洋 やまだ・よしひろ（レシピ考案）

❶ 栄養障害の進行を予防する食事療法を

慢性閉塞性肺疾患（chronic obstructive pulmonary disease；COPD）患者の多くは、初期の段階では自覚症状も軽度であり、栄養障害が進行することによる危機感を感じることも少ないため、患者の行動変容を得ることがむずかしいことを理解する必要があります。しかしながら、体重減少はCOPDの予後不良因子であり[1]、栄養障害が進行した症例では、呼吸困難や悪液質の影響から栄養状態の改善につながりにくいことも臨床現場では多く経験します。そのため、早期から本人の状態に合わせて、栄養障害の進行を予防する食事療法を構築していくことが大切です。

❷ 栄養指導時のポイント

栄養指導を実施するうえで注意しなければならないことは、指導者側が一方向の指導を行わないことです。私たち指導者は、エネルギー不足や食塩過剰といった状態を改善するための指導を意識しますが、多くのCOPD患者は病態や呼吸困難の不安から、健常人に比べ抑うつ症状が認められています[2]。そのため、栄養指導の導入として、問題点を指摘するのではなく、現在の患者の食習慣や栄養状態を評価し、現在の生活を認めていくことを心がけましょう。そして、継続的な栄養指導を実践していくなかで、体重減少をはじめとした栄養状態が悪くなることについて、「これまで行えていたことができなくなる」ことを患者の受け入れに応じて説明し、患者自身がどういう人生を歩みたいかという意思を指導者と患者間で共有したうえで、栄養目標を一緒に設定していきましょう。

❸ 栄養指導を続けること

状態が安定した患者への栄養指導は終了となることもありますが、季節の変動や気分の落ち込みなど、予期しない影響から栄養障害が進行する場合があります。そのため、栄養指導の間隔を空けて続けることや定期的に栄養教室を開くなど、生涯にわたり支援・介入していくような工夫を考えることも必要です。また、管理栄養士単独での介入には限界があるため、医師をはじめとした多職種でのチーム医療を行いましょう[3]。

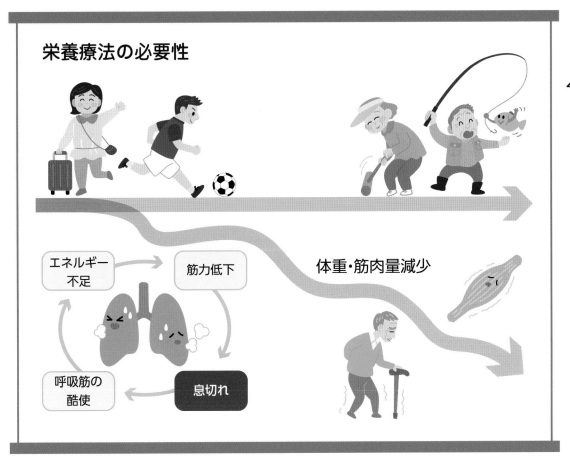

栄養療法の必要性

エネルギー不足 → 筋力低下

呼吸筋の酷使 ← 息切れ

体重・筋肉量減少

わくわく台本

栄養療法の必要性

　COPDの病態は緩徐に進行します。そのため、早期の段階では自覚症状も乏しく、栄養療法の必要性を感じる方は多くありません。ですが、病態が進行して肺機能が低下してくると、少しの動作で息切れを起こしてしまい、呼吸筋を多く使うことになります。その結果、エネルギーの消費が増え、十分なエネルギーがとれなければ体重や筋肉量が減少し、今までできていたことが少しずつできなくなってしまいます。いつまでも元気でいるためには、今の自分自身に必要なエネルギー量を把握し、食事で十分なエネルギーを確保する必要があります。早期から栄養障害を予防していくことで、趣味の運動や旅行なども長く続けることが可能となりますので、日々の意識が大切です。

現在の栄養状態をチェック

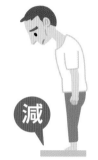

Check 1

現在の体重は BMI：20.0kg/m² よりも少ない

【 Body mass index (BMI) の求め方 】
現在の体重 ÷ 身長 (m) ÷ 身長 (m) ＝ 現在の BMI

Check 2

最近痩せたいと思っていないのに体重が減ってきている

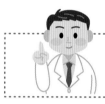

減

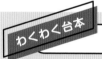

Check があてはまる人は
栄養療法の適応になる可能性が高くなる！

わくわく台本

現在の栄養状態をチェック

　それでは、ここでみなさんの栄養状態をチェックしましょう。現在のみなさんの体重は BMI 20kg/m² より少なくなっていませんか？（問いかける）BMI の計算方法についてはスライドに示しています。早速、計算してみましょう。（計算機で自分の BMI を計算してもらう）では、次の質問です。最近、痩せたいと思っていないのに体重が減ってきていませんか？（問いかける）もし、今の質問にあてはまるのであれば、栄養療法の適応になる可能性が高い状態であると思われます。栄養療法を行うタイミングが遅いということはけっしてありませんので、本日のスライドを参考に、今日から自宅で実践してみてください。体重は自宅で栄養状態を把握することができるいちばん有効な手段です。まずは毎日の体重記録を行ってチェックしましょう。

栄養療法のポイント

エネルギーを確保する

● 野菜よりも先に肉や魚、ご飯を食べるようにする

● 3回の食事にこだわらず、食べられるタイミングで少量でも食べる

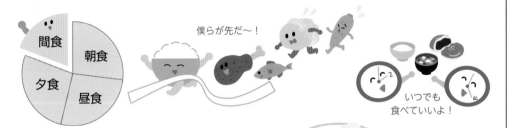

僕らが先だ〜！

いつでも
食べていいよ！

食事を食べるときの息苦しさを減らす

● 食事は息をととのえながら時間をかけてゆっくりと食べる

● おかずは一口サイズにカットして食べる

● 胃にガスをためやすい食べものや飲みものは避ける

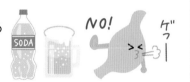

NO!

SODA

ゲッ

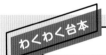
わくわく台本

栄養療法のポイント

　栄養療法のポイントとしてもっとも大切なことは、消費するエネルギーに見合った食事量を確保することです。そのため、食事のときには、まず野菜などよりも、たんぱく質やエネルギーが豊富である肉や魚、ご飯を先に食べるようにしましょう。また、食事回数にこだわらずに、少量でも自分自身が食べたいタイミングでこまめに食べることも有効です。ヨーグルトやクッキーといった手軽に食べられるものを買い置きしておきましょう。そして、食事は急いで食べると息切れを強めますので、ゆっくりと息をととのえながら食べてください。調理面ではおかずを食べやすいように一口サイズにカットしたり、胃にガスをためやすい炭酸飲料などを避けておくこともよいと思われます。

調理をするときのポイント

油（脂質）をうまく活用する

脂質は高エネルギー（カロリー）のため、ボリュームを増やすことなく
エネルギー（カロリー）アップできる

調理方法例

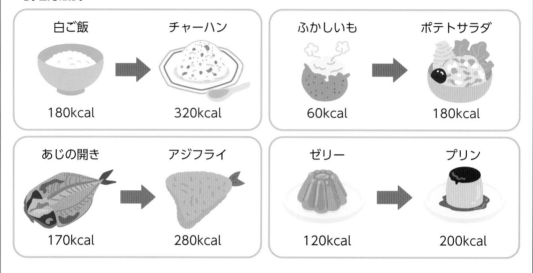

白ご飯	→	チャーハン
180kcal		320kcal

ふかしいも	→	ポテトサラダ
60kcal		180kcal

あじの開き	→	アジフライ
170kcal		280kcal

ゼリー	→	プリン
120kcal		200kcal

わくわく台本

調理をするときのポイント

　調理をするときは、油を使用した料理を取り入れることが効果的です。揚げものや炒めものなどは、ゆでものや焼きものに比べて食事のボリュームを増やすことなく、エネルギー（カロリー）を増やすことができます。しかし、これから食べるメニューをすべて揚げものにしなければならないと考える必要はありません。スライドにも示していますが、脂質を意識した料理であれば、エネルギー（カロリー）は大幅に上がっています。油を使用するうえで心がけておきたいことは、みなさんの日常生活のなかで食事が楽しめるレベルで、メニューを考えていくことです。栄養素を意識しすぎてしまい、無理な食事を続けないようにしましょう。

食事を食べるときの目安量

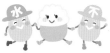

目標栄養量	米飯量
1,500kcal	160g 〜
1,700kcal	180g 〜
1,800kcal	190g 〜
2,000kcal	210g 〜 (160g)
2,400kcal	250g 〜 (200g)
2,600kcal	270g 〜 (220g)

炭水化物

● ご飯を食べるときの目安量
　　1.5 〜 2 合炊いて 3 回で食べる

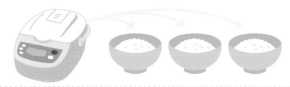

＊必要栄養量の 50%（40%）充足想定
　ご飯 1 合炊飯後の重量：350g 程度

たんぱく質

● 食事ごとにたんぱく質を欠かさずに食べること

● 1 回の食事でとるたんぱく質を多く含む食品は
　およそ 100g 以上を目安に

● ω-3 系脂肪酸が豊富な青魚も積極的に摂取する

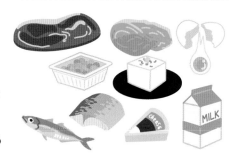

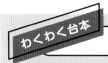

食事を食べるときの目安量

　食事を食べるときは、まずご飯の量を固定しましょう。1 合の米を炊飯すると、ご飯として 350g になりますので、スライドの表の目標栄養量に応じたご飯の量と照らし合わせてください。多くの方は 1 日に 1.5 合から 2 合を炊き、3 回で食べ切るくらいが目安となります。また、食事ごとに牛乳やヨーグルトでもよいので、たんぱく質を欠かさないようにすることが大切です。1 回の食事で食べるたんぱく質を多く含む食品の量は、体格や食べる種類にもよりますが、100g 以上を目安にしましょう。たんぱく質の種類も肉類に偏らず、魚、大豆製品、乳製品など、バランスよく食べることを心がけてください。また、青魚には抗炎症効果が期待できるω-3 系脂肪酸が含まれていますので、積極的に取り入れましょう。

食欲がなく体重が減ってくる場合には

● 間食や軽食の回数を増やしてみる

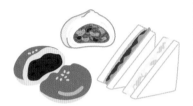

● 飲みものを牛乳やジュース、ココアなどへ変えてみる

目安量：100 〜 200kcal の食べものと飲みものを
1 日 1 〜 2 回程度

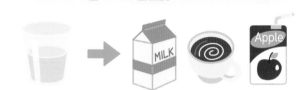

● めん類やサラダといった口あたりのよいメニューを加えてみる

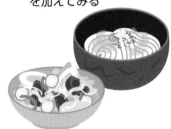

● 栄養補助食品を利用してみる

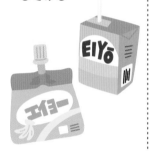

● 医師や管理栄養士、ほかの医療者に相談してみる

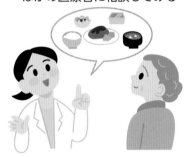

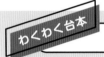 わくわく台本

食欲がなく体重が減ってくる場合には

　食欲がなく体重が減少している場合には、10 時や 15 時に間食や軽食をとりましょう。そのときの飲みものは水やお茶ではなく、牛乳やジュース、ココアなどに変えることもエネルギーを確保するうえでは効果的です。開始の目安としては、100 〜 200kcal の食べものと、スライド右上に示した飲みものを 1 日 1 〜 2 回程度摂取しましょう。もちろん体格や運動量によっても変わりますので、体重変化に合わせて調整してください。また、食事内容をエネルギー（カロリー）を優先した食事から、めん類やサラダといった口あたりのよいメニューに変更してみるのも一つの方法です。ほかにも栄養補助食品を利用してみることもエネルギー確保には有効ですので、興味をもたれた方は、医師や管理栄養士、ほかの医療者に相談してみてください。

おすすめレシピ「チキン南蛮」

▶おいしくエネルギー（カロリー）アップ！

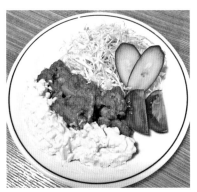

材料（1人分）

鶏もも肉（皮つき）…80g
小麦粉…12g
卵…5g
油…10mL
A ┌ しょうゆ…2mL
　├ 酢…3mL
　└ 砂糖…2g

●タルタルソース
酢…3mL
砂糖…2g
卵…25g
マヨネーズ…20g
たまねぎ…10g

つくりかた

①卵、小麦粉に水を加え、揚げころもをつくる。一口サイズに
　カットした鶏肉に小麦粉をふり、ころもにつけて油で揚げる。
②Aを混ぜて、揚げた鶏肉にかける。
③たまねぎはみじん切りにして水にさらし、卵はゆで卵にして
　細かくきざんでおく。
④タルタルソースの材料をすべて混ぜあわせる。
⑤②の鶏肉を器に盛りつけて、④のタルタルソースをかける。

栄養価（1人分）	
エネルギー	415kcal
たんぱく質	20.3g
脂質	32.5g
食塩相当量	1.0g

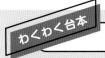

おすすめレシピ「チキン南蛮」

　チキン南蛮を紹介します。材料、つくりかたはスライドに示したとおりです。今回のレシピのワンポイントですが、鶏肉を下処理の段階で一口サイズにカットしておくことです。そうすることにより、揚げころもが多くついて、エネルギー（カロリー）もアップできます。また、一度に口に入れる量を調整することができますので、息苦しさを強めることなく、食べることができます。普通のから揚げは少し油っぽくなってしまいますが、揚げた鶏肉に酢を加えることで酸味が加わり、さっぱりと食べられます。タルタルソースにすることで大幅なエネルギー（カロリー）アップが期待できます。もっとあっさりと食べたい場合は、だいこんおろしとポン酢しょうゆなどでたれをつくって食べてください。

おすすめレシピ「3種のしっとり焼きドーナッツ」

▶おやつに最適！

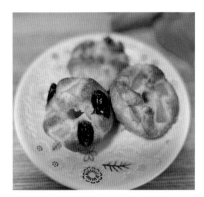

栄養価（1個分）

●クランベリー・洋なし
　エネルギー…76kcal
　たんぱく質……1.2g
　脂質…………1.8g
　炭水化物……14.3g

●カシューナッツ・黄桃
　エネルギー…79kcal
　たんぱく質……1.7g
　脂質…………3.2g
　炭水化物……11.1g

●くるみ・パインアップル
　エネルギー…82kcal
　たんぱく質……1.5g
　脂質…………3.8g
　炭水化物……10.6g

材料（12個分）

ホットケーキミックス…100g
卵…25g
牛乳…45mL
油（サラダ油）…13mL
砂糖…30g

トッピング材料（1個あたり）

クランベリー…（8個）5g
洋なし…7g

カシューナッツ…（3個）3g
黄桃…7g

くるみ…3g
パインアップル…7g

つくりかた

①小さなドーナッツ型に油1mL（分量外）を塗り、オーブンを170℃に予熱しておく。
②ボウルに卵、牛乳、油、砂糖を入れ、よく混ぜる。
③②にホットケーキミックスを加え、粉っぽさがなくなるまで軽く混ぜる。
④ドーナッツ型に③の生地を入れ、生地の上にナッツ、フルーツ類をのせる。
⑤オーブンで15分ほど焼く。竹串を刺して、生地がつかなければオーブンから出して冷ます。

 わくわく台本

おすすめレシピ「3種のしっとり焼きドーナッツ」

　しっとり焼き上がる、焼きドーナッツを紹介します。材料、つくりかたはスライドに示したとおりです。一つひとつが小さく焼き上がるため、手軽に食べることができます。また、今回紹介したトッピング以外にも、チョコチップや好きなくだものなどを入れて焼くことで、定期的につくっても飽きがこないおやつになります。1つ注意点として、焼き上がったドーナッツは口のなかの唾液を吸ってしまうので、場合によってはむせ込みやすくなります。牛乳やココアなどといった飲みものと一緒に食べてください。このレシピは特別なお菓子ではありませんので、たくさん焼いて、家族みんなで楽しく食べてください。

患者からよく聞かれる質問と ナイス 回答 *good!!*

Q. 以前から食べるときに息苦しさを感じています。最近では食べている最中によくむせ込むようになりました。ふだんから、息が苦しくなる前に食べ切るように急いで食べるようにしていますが、よいのでしょうか？

A *good!!*

　息苦しさが強くなり、呼吸回数が増えてくると、嚥下反射がうまくできなくなってしまい、その状況で無理をして食べてしまうことで、唾液や食物が気管に入ってしまいます。誤嚥性肺炎になる可能性が高くなるため、注意が必要です。食事をとることで息苦しさやむせ込みがあると感じる場合は、食べものを飲み込んだあとに、続けて次の食べものをとるのではなく、1回ずつ呼吸をしっかりととのえて、ゆっくりと時間をかけて食べるように心がけてください。そうした工夫は、食事をとることで生じる呼吸リズムの乱れを抑えることができます。また、食べる姿勢にも注意を払い、食べものを飲み込むときは顎をひくように心がけ、口のなかに入れる一口量を少なめにすることも有効です。ほかにも医師へ吸入薬の相談をすることや食べものを食べている最中に口をすぼめて呼吸をすることで、呼吸困難感は解消する可能性があります。

Q. 食事をつくりはじめるとすぐに息が苦しくなってしまい、調理台に立っていることがつらいです。お店で惣菜を買ってきてもらってもよいでしょうか？

A *good!!*

　調理負担を減らす目的で調理済み食品を利用するのは、よい方法であると思います。以前、調理が大きな負担になっているにもかかわらず、無理をして食事を用意したことで、調理をした疲れから食事が食べられないと悩んでいた方もいました。お店の調理済み食品の多くには栄養成分が表示されています。食塩調整されたものや高たんぱく質の惣菜も売られていますので、そういった栄養素に注意しながら購入するようにしてください。

　惣菜の選び方ですが、丼ぶりやめん類ではたんぱく質が不足し、食塩過剰になる可

能性が高くなりますので、基本的には定食（主食、主菜、副菜）のかたちになるように選びましょう。ただし、そのような工夫をしても外食や調理済み食品を多く利用すると、どうしても食塩摂取量は多くなる可能性があります。心不全などの合併症予防のためにも、外来診察時に体調の変化があれば医師へ相談してください。また、家族にも理解してもらう必要がありますので、食事の用意を協力してもらえないか、一度話し合ってみてはいかがでしょうか。

引用・参考文献

1）Wilson, DO. et al. Body weight in chronic obstructive pulmonary disease. The National Institutes of Health Intermittent Positive-Pressure Breathing Trial. Am. Rev. Respir. Dis. 139 （6）, 1989, 1435-8.
2）Hanania, NA. et al. Determinants of depression in the ECLIPSE chronic obstructive pulmonary disease cohort. Am. J. Respir. Crit. Care Med. 183 （5）, 2011, 604-11.
3）日本呼吸ケア・リハビリテーション学会，日本呼吸理学療法学会，日本呼吸器学会. 呼吸リハビリテーションに関するステートメント. 日本呼吸ケア・リハビリテーション学会誌. 27 （2）, 2018, 95-114.

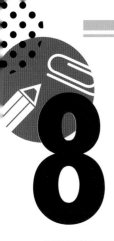

8 胃がん術後

社会福祉法人恩賜財団済生会支部神奈川県済生会横浜市東部病院栄養部課長
工藤雄洋　くどう・たかひろ

❶ 手術後の食形態

手術後の水分摂取は可能な限り早期に開始することが望ましいです。全身麻酔からはっきり覚醒したのであれば、手術後の反回神経麻痺（人工呼吸器装着の影響で起こる可能性がある）がないことを確認し、水分の摂取を考慮します。

問題がなければ手術翌日くらいから、残渣や脂質の少ない流動食を提供します。その後の腹部状況や炎症反応などを考慮して、徐々に固形物への移行を考えます。その際、三分粥や五分粥など、徐々に形態を上げていくこともありますが、これらに対しては明確なエビデンスはありません。むしろ栄養価が低いことから、術後の必要栄養量まで上げていくのには時間を要しますので、エネルギー負債が大きくなりすぎることで体重減少などの弊害が生じる場合もあります。近年では分粥の提供を中止し、最初から全粥ややわらかめのご飯などから提供する施設も増えています。

しかし、こういった習慣はとくに高齢患者には受け入れがたいことも事実ですので、術後の食事を受け入れ、しっかりと摂取を促すために

は、手術前から手術後の食事について情報提供する場を設けることをおすすめします。

❷ 手術後の食事回数

胃がん術後は1回の食事提供量を減量し、1日の食事回数を5〜6回程度に増やして必要栄養量を補う「分食」をすすめています。

分食をすすめる理由としては、1つは胃の切除により食物を蓄える能力が低下していることがあげられます。そのため、1回で摂取できる量には限りがあります。1日に必要な栄養量を確保するためには、胃のスペースが空くのを待って、複数回に分けて食べる必要性が出てくるからです。

もう一つの理由として、術後の合併症でもある「ダンピング症候群」の予防効果も期待できます。術後30分程度のあいだに起こる冷や汗、動悸、腹痛などの早期ダンピングと、食後2〜3時間くらいに起こる低血糖による全身倦怠感、脱力感、めまいなどの症状が出る後期ダンピングを予防するためには、単純糖質の過剰摂取を控え、少量分食にすることが効果的だからです。

胃のはたらきについて

●食べものを蓄える

●消化酵素やホルモンを分泌して消化を助ける

●消化した食べものを腸へ送る

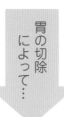
胃の切除によって…

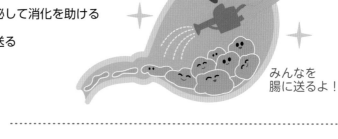
胃液シャワー！
みんなを腸に送るよ！

●胃液などの分泌物が少なくなる

●食物が胃にとどまる時間が短くなる

●消化機能の低下から、下痢や消化不良を起こしやすい

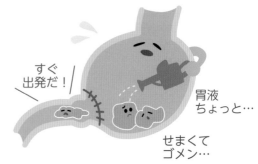
すぐ出発だ！
胃液ちょっと…
せまくてゴメン…

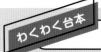
わくわく台本

胃のはたらきについて

　健康な胃は、食物を消化する、一時的に蓄えて小腸へ少しずつ送り出すはたらきをしており、どのような食物を送り込んでも大丈夫です。しかし、胃の切除によって胃液などの分泌物が少なくなったり、出なくなったりすると、消化機能が低下し、さらに食物が胃にとどまる時間が短くなることで、消化不良や下痢などの症状を起こしやすくなります。そのため、胃の切除後は食事の食べ方や回数に注意が必要です。

食事の食べ方と回数

食事の回数について（分食のすすめ）

●手術後は1日5〜6回に分けて食事を食べる

| 7:00 | 10:00 | 12:00 | 15:00 | 18:00 | 20:00 |

食べ方について

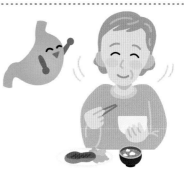

●一口ずつ、ゆっくり食べるようにし、
　少なくとも20分以上かけて食事をするようにする

●胃の消化機能を補うために、「口」でよくかんで食べる

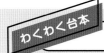

食事の食べ方と回数

　胃の切除後は食事の食べ方や回数に注意が必要です。まず食事の回数ですが、通常の人であれば、朝食、昼食、夕食と、1日3回食べる人が多いのではないでしょうか。(問いかける) もしくはどこかを抜いて1日1〜2食なんて人もいるかもしれませんね。しかし、胃の切除後は蓄える場所が小さくなったり、なくなったりすることから、今までどおりの食事量を一度に食べることがむずかしくなります。そのため、1回の食事量を少なくし、1日の食事回数を5〜6回に分けて食べる「分食」をおすすめしています。食べ方については、ゆっくりよくかんで、少なくとも20分以上はかけて食事をするようにしましょう。よくかむことで分泌される唾液が、消化を助けるはたらきをしてくれます。

術後に気をつけたい栄養障害①

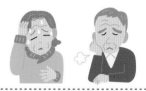

ダンピング症候群
冷や汗や動悸、全身倦怠感などが症状として現れる場合がある

1. 早期ダンピング症候群（食後数分〜30分以内）

- 1回量を少なく、よくかんでゆっくり食べる

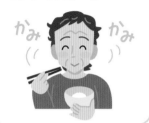

- 食後30分は安静にする（胃全摘の場合は横にならない）
- 食事中の水分摂取（茶・水など）はほどほどにし、水分補給は食間にとる

- 砂糖、果糖をたくさん使った食品は一度に食べすぎないようにする

食べすぎないように注意！

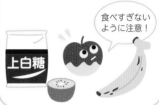

2. 後期ダンピング症候群（食後2〜3時間後）

- 食後2〜3時間後に補食をとるようにする

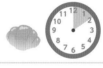

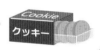

わくわく台本

術後に気をつけたい栄養障害①

　術後の栄養障害で、もっとも早く現れる可能性があるのが「ダンピング症候群」です。食物を一時的にためて少しずつ小腸へ送るはたらきを担っていた胃の機能が低下することで、急速に食物が小腸に流れるためひき起こされる症状です。ダンピング症候群には2種類あります。1つ目の早期ダンピング症候群は、食後数分から30分以内に、食物が急に小腸に落ちることで小腸の動きが活発になり、消化液が一気に腸内に分泌されたり、小腸からさまざまなホルモンが血液中に分泌されるために、冷や汗や動悸、全身倦怠感などの症状が現れます。対策は、1回の食事量を少なくして分食にすること、食後30分は安静にし、食事中の水分摂取はほどほどに、砂糖や果糖を多く使った食品を一度に食べすぎないようにします。2つ目の後期ダンピング症候群は、食後2〜3時間ほどで現れる低血糖症状で、めまい、冷や汗、意識消失などがみられます。食物がすぐに小腸に落ちると、糖分は短時間で吸収されて血液中の血糖値が上昇します。血糖値を下げるホルモンは2〜3時間にわたって分泌されるため、低血糖症状を起こしやすいのです。この対策も、数回に分けて食べる分食が有効です。

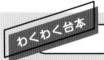

術後に気をつけたい栄養障害②

体重減少

- 1回量を少なく、食事回数を増やす。

- 少量で栄養価の高い食品を選択する。ヨーグルト＋バナナ、カロリーメイト®、in ゼリー®、濃厚流動食などの栄養補助食品も有効。

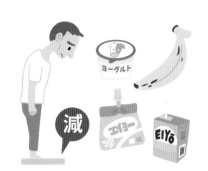

胃切除後貧血

- 鉄やビタミンB12を多く含む食品を1日1～2回摂取する。レバー、あさり、かつお、まぐろ、ほうれんそう、牛肉、豚肉、卵黄、チーズ、納豆など。

- 吸収を助けてくれる動物性たんぱく質やビタミンCを多く含む食品を一緒に摂取する。肉、魚、卵、乳製品、緑黄色野菜、くだものなど。

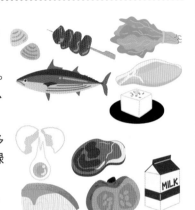

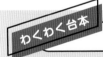

わくわく台本　術後に気をつけたい栄養障害②

　もっとも多くみられる症状としては、体重の減少があります。しかし、体重が減ったからといって、体重を増やすために無理して一度にたくさん食べる必要はありません。胃の手術後の食事療法の目的は、もとの体重に戻ることではなく、術後の体に負担をかけることなく、おいしく食事ができることが第一です。焦って体重を増やす必要はありません。1回の食事量を増やすのではなく、何回かに分けて食べることで、胃に負担をかけずに上手にエネルギーアップしてください。胃切除後は、胃酸分泌が不足することで、鉄やビタミンB12の吸収障害が起こり、貧血を生じることがありますが、術後すぐというよりは、ある程度経過してから症状が現れることが多いです。鉄やビタミンB12を多く含む食品に加え、吸収を助けてくれるビタミンCなどの摂取も心がけましょう。

術後に適した食品の選び方①

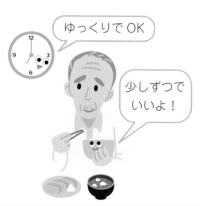

- 病状が安定してくれば、食べてはいけない食材は基本的にはありません。ただし、食べ方や量に注意しながら、焦らず、ゆっくりと自分に合った食事をみつけていこう！

- 少量で栄養価の高いものを食べよう！

【食品の例】
米、パン、いも類、卵、豆腐、納豆、豆乳、牛乳、チーズ、ヨーグルトなど。

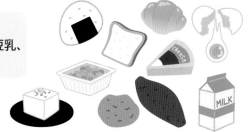

術後に適した食品の選び方①

　病状が安定してくれば、食べてはいけない食材は基本的にはありません。ただし、食べ方や量に注意しながら、焦らずに、ゆっくりと、自分に合った食事をみつけていきましょう。肉や油などを避けたり、野菜類を煮込んだものばかり食べたりする必要もありません。体力の回復のために、栄養価の高いものをとるようにしましょう。手術後しばらくは、油ものは下痢や腹痛を起こすため食べにくいこともありますが、少量ずつ徐々に慣らしていけば食べられるようになります。

術後に適した食品の選び方②

気をつけたい食材

①消化しにくい食品は少量に
　たこ、いか、トマト（皮）、きのこ類、
　海藻類、たけのこ、こんにゃくなど

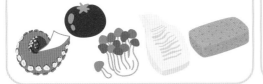

②胃酸分泌を促す食品はしばらく控える
　キムチ、辛いカレー、
　とうがらしなどの辛い香辛料など

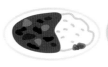

③生ものは鮮度が大事

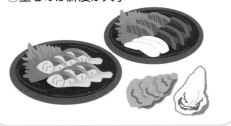

④アルコールは酔いやすい

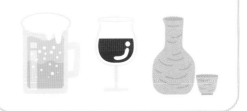

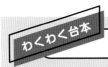

術後に適した食品の選び方②

　ただし、食べるときに気をつけたい食材もあります。1つ目は、消化しにくい食品です。たこやいか、トマトやかぼちゃなどの皮の部分、きのこ類や海藻類、こんにゃくなどは消化しにくい食材です。食べる際は、ごく少量にし、十分によくかんでください。時に詰まることもありますので、細く切ってあっても、しっかりとよくかんで食べるようにしてください。2つ目は、胃酸分泌を促す食品です。料理のなかで少量を使うにはあまり問題ありませんが、キムチや辛いカレー、とうがらしなどの辛い香辛料は、術後1～2ヵ月は控えたほうがよさそうです。3つ目は生ものです。刺身、生卵などは本来消化がよい食品です。しかし、鮮度が落ちているものや、取り扱いによって下痢などを起こすこともあります。新鮮なもの、また、衛生的な取り扱いには十分留意して食べてください。最後にアルコールについてですが、肝機能に問題がなく、医師の許可があれば飲んでも構いません。ただし、お酒が急に小腸に入ると、すぐに吸収されるため以前より酔いやすく、冷めやすくなります。少しの量からはじめるようにしましょう。

おすすめレシピ「分割低刺激食」

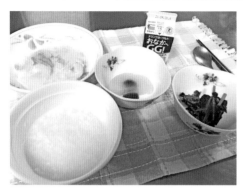

▶ほうれんそうとにんじんの和風サラダ

材料（1人分）

ほうれんそう…50g
にんじん（千切り）…20g
こいくちしょうゆ…5g
MCTオイル…2g
和風だし（顆粒）…0.5g

栄養価（1人分）

エネルギー……41kcal
たんぱく質……1.7g
食塩相当量……0.9g
鉄……1.1mg
ビタミンC……19mg

つくりかた

①ほうれんそうとにんじんをゆでる。
②和風だし、こいくちしょうゆ、MCTオイルで和える。

▶豚ひれとはくさいのクリーム煮

材料（1人分）

豚ひれ肉…50g
はくさい…30g
たまねぎ…20g
にんじん
（いちょう切り）…10g
バター…2g
シチュー（粉）…5g
牛乳…10g
水…30g

つくりかた

①豚ひれ肉、にんじん、たまねぎをバターで炒める。
②水を加え、沸騰したらはくさいを加える。
③牛乳を加えて、少し温度が下がったところで少しずつシチュー（粉）を加えていき、とろみがついたら火を止める。

●そのほかのメニュー●
粥 100g
だいこん田楽
飲むヨーグルト

栄養価（1人分）

エネルギー…128kcal
たんぱく質……12.2g
脂質…………5.6g
食塩相当量……0.6g
鉄…………0.7mg
カルシウム……35mg

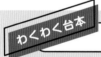
わくわく台本

おすすめレシピ「分割低刺激食」

　ほうれんそうとにんじんの和風サラダは、ゆでたほうれんそうとにんじんを、和風だし、こいくちしょうゆ、MCTオイルで和えるだけの簡単な一品です。胃切除後は、胃酸分泌が不足することで、鉄の吸収障害が起こり、貧血を生じることがあります。ほうれんそうは鉄分やビタミンCが豊富です。ビタミンCは鉄分の吸収を助けてくれますよ。MCTオイルは消化・吸収に優れており、術後の体重減少予防にも効果的です。豚ひれとはくさいのクリーム煮に使用する豚ひれ肉は、脂肪分が少なくて術後の動物性たんぱく質としては比較的摂取しやすいです。バターのような乳化性の油は比較的消化がよく、エネルギーアップにもなるためおすすめです。牛乳も栄養価が高いですよ。

おすすめレシピ「分割低刺激食：補食」

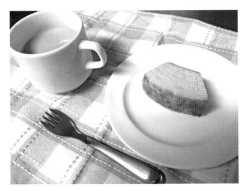

▶バウムクーヘンとミルクティー

材料（1人分）

バウムクーヘン…30g
紅茶…100mL
牛乳…50mL
粉飴…13g

栄養価（1人分）

エネルギー‥198kcal
たんぱく質……3.3g
食塩相当量……0.2g
脂質……………6.7g
カルシウム……64mg

▶フレンチトーストとストレートティー

材料（1人分）

食パン
（8枚切り）…1枚
卵…15g
牛乳…60mL
砂糖…5g
紅茶…150mL

栄養価（1人分）

エネルギー‥195kcal
たんぱく質……7.9g
食塩相当量……0.7g
脂質……………5.6g
カルシウム……88mg

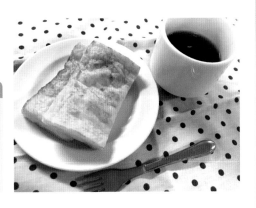

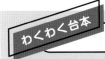
わくわく台本

おすすめレシピ「分割低刺激食：補食」

　補食を選択する際は、極力少量で栄養価が高いものがおすすめです。また、炭水化物とたんぱく質が無理なくとれるような工夫も必要です。フレンチトーストやバウムクーヘンなどが食べやすくておすすめです。紅茶に、牛乳や粉飴などを加えて栄養価を上げるのもよいでしょう。粉飴は、砂糖とほぼ同じエネルギー（カロリー）ですが、甘さが控えめなので多めに摂取できるため、エネルギーアップしやすい甘味料です。乳製品は栄養価も高く、カルシウムが豊富なため積極的に取り入れたい食品です。ほかにも焼きおにぎりやクッキーなどもおすすめです。

患者からよく聞かれる質問と ナイス 回答 *good!!*

Q. 分食はいつまで続ければよいのですか？

A *good!!*
　　　いつまで続けたらよいのかに関しては、明確なエビデンスがないのが現実です。3ヵ月程度で通常の3回食に戻せる人もいれば、1年以上たっても分食を続けている人もいます。その違いは、残胃の大きさや切った部位にもよりますが、年齢や術後の栄養状態などによっても個人差があります。分食を続けていて、1回量を全量摂取しても空腹感が残るようなら、少しずつ量を増やしてみて、問題なければ徐々に食事回数を減らしていき、術前と同じくらいの量が食べられたら3回食に戻してみるのがよいでしょう。体重の変動も目安にしながら、焦らずゆっくりとすすめていきましょう。

Q. 調理がむずかしく、外食やスーパーマーケットで惣菜を買うことが多いです。どういった食べものを選べばよいですか？

A *good!!*
　　　外食は1回量を減らすことがなかなかむずかしいです。単品料理よりは、定食などを選び、ご飯の量を減らす、おかずは半分残すなどの工夫が必要です。中食の場合は、少量の惣菜もありますので少しは選択の幅が広がります。最近のコンビニエンスストアなどでは、少量の惣菜も種類が豊富にあります。なるべく刺激物の少ないものを選びましょう。揚げものは自宅で揚げる場合と異なり、ラードなど消化の悪い油を使用している場合もありますので、購入して食べるのは控えましょう。

　　補食としては、カロリーメイト®ゼリーやSOYJOY®など、エネルギー、たんぱく質がしっかりとれるものがおすすめです。併せてヨーグルトや牛乳などをとるのもよいでしょう。コーンフレークに牛乳を加えるのも、手軽にとれてよいと思います。コーラやサイダーなどの甘い炭酸飲料は砂糖も多く、炭酸によってガスがたまりやすくなるため、あまりおすすめできません。

　　術後に食べやすい食品としては、比較的味にメリハリがあるものや、あっさりした

味が好まれる傾向があるようです。消化のよいものというのはもちろん理想ですが、それぱかりに固執してしまい、食欲が低下して体重が減少してしまうようでは元も子もありません。自分の体調をみながら、無理のない範囲で、少量からさまざまな食材にチャレンジしてみることをおすすめします。

引用・参考文献

1）Tweed, T. et al. Safety and efficacy of early oral feeding for enhanced recovery following gastrectomy for gastric cancer : A systematic review. Surg. Oncol. 28, 2019, 88-95.

2）阪眞. がん治療の現状と栄養療法・外科治療の最前線：胃外科：胃術後の栄養障害と栄養補給法. 臨床栄養（臨時増刊号）. 117（4）, 2010, 363-7.

3）北川恵ほか. 胃切除術後患者における食事内容の食物特性に関する因子探索的研究. 日本静脈経腸栄養学会雑誌. 33（5）, 2018, 1153-8.

第2章　患者の理解が深まるわくわくスライド　疾患別重要ポイント＆おすすめレシピ

9 妊娠初期

東京医療保健大学医療保健学部医療栄養学科准教授

北島幸枝　きたじま・ゆきえ

❶ 食事療法のポイント

　母親がとった栄養素はそのまま胎児も摂取しています。とくに妊娠初期では、食生活上で配慮すべきことが多くあります。しかし、妊婦（とくに初産婦）は、いろいろな心配や不安を抱えています。食生活の注意や、危険だから食べないようにと指摘するなど、戸惑いを生じるような指導の仕方は禁物です。必要な情報をていねいに伝え、妊婦の食生活に寄り添った具体的な方法や工夫を指導することがポイントです。

❷ 適切な体重増加

　わが国では、低出生体重児（2,500g 未満）の出生率の高さと若年女性における低体重（痩せ）の増加が問題となっています。低出生体重児は、重要な器官が未発達の状態で出生するリスクが高く、出生後さまざまなリスクを伴う可能性があります。若年女性の低体重は、排卵障害や不妊という問題もありますが、妊娠後において、胎児に必要なエネルギーや栄養素が十分量供給されず、胎児期の発育不全や低出生体重児の出生につながってしまいます。この状態は、児の将来の健康に影響することが多くの先行研究で報告されています。妊娠中の適切な体重増加の管理は、健康な赤ちゃんの出産とその児の将来の健康、そして、母親自身の健康のために重要です。体重増加量の目安は、妊娠前の体格が基本となりますが、妊娠中の体重増加の推移や血圧、尿検査などのアセスメントをとおして対応します。

❸ 妊娠中の食事

　妊婦は、妊娠前に比べて余分に摂取すべきエネルギーや栄養素があります。食事摂取基準では、付加量として示され、妊娠中期、後期と妊娠経過に伴い、エネルギーやたんぱく質、ビタミンB群などの付加量が増えます。葉酸はとくに妊娠を計画する段階から十分な摂取が望まれます。妊娠前からバランスのとれた食事をしていれば問題となるような摂取不足はみられませんが、現代の食生活は多様化しています。妊婦や家族の生活パターンに合った食事のアドバイスをしましょう。何かに偏ることなく、いろいろな食品を食べることがシンプルな方法です。

妊娠における変化と赤ちゃんの成長

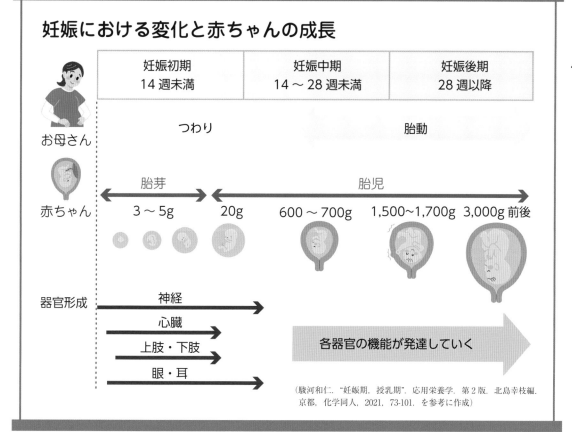

	妊娠初期 14 週未満	妊娠中期 14 〜 28 週未満	妊娠後期 28 週以降

お母さん：つわり　　胎動

赤ちゃん：胎芽　3 〜 5g　　20g　　胎児　600 〜 700g　　1,500〜1,700g　　3,000g 前後

器官形成：神経／心臓／上肢・下肢／眼・耳

各器官の機能が発達していく

（駿河和仁．"妊娠期，授乳期"．応用栄養学．第 2 版．北島幸枝編．京都，化学同人，2021，73-101．を参考に作成）

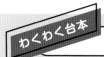

妊娠における変化と赤ちゃんの成長

　みなさんのなかには「つわり」と闘っている方もいらっしゃるのではないでしょうか。妊娠中期に入ると、つわりは軽減する方がほとんどですので、もう少しがんばってくださいね。さて、みなさんのお腹のなかでは、数グラムだった赤ちゃんがどんどん育ち、10 週未満では「芽」だったものが、10 週以降は「胎児」として成長しているところです。ここで大切なポイントは、妊娠が確立したときにはすでに胎児の主要な器官形成がはじまっているということです。とても神秘的ですね！ そのため、みなさんは、今、まさに食生活に配慮する必要がありますね。

妊娠期間中の体重増加の目安

> 妊娠前の体重が基本

> ダイエットは厳禁!

妊娠前の体格		体重増加量の目安
低体重 (痩せ)	: BMI 18.5 未満	12 ~ 15kg
普通	: BMI 18.5 以上 25.0 未満	10 ~ 13kg
肥満 (1 度)	: BMI 25.0 以上 30.0 未満	7 ~ 10kg
肥満 (2 度以上)	: BMI 30.0 以上	個別対応 上限 5kg までが目安

BMI;body mass index

体格(BMI)の算出

体格(BMI)=体重(kg)÷身長(m)÷身長(m)

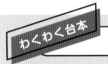

> 妊娠前の体重

(厚生労働省. 妊娠前からはじめる妊産婦のための食生活指針:
妊娠前から, 健康な体づくりを. 令和 3 年 3 月. を参考に作成)

わくわく台本

妊娠期間中の体重増加の目安

　さて、みなさんは妊娠中の望ましい体重増加量をご存じですか? 妊娠中の体重増加が少ない場合、早産やお腹のなかにいる期間に対して、体重の少ない赤ちゃんのリスクが高くなります。みなさんは大切な命を育てる立派な仕事をしています。体重は増えてあたり前! 妊娠中のダイエットはやめましょう。しかし、妊娠中の体重増加が著しく多くなってしまうと、巨大児分娩や帝王切開分娩、お母さん自身の糖尿病発症などのリスクが高くなってしまいます。「一人分追加して食べてもいいよね」と、ここぞとばかりに食べてもよいわけではありません。(笑いをとる) 具体的には、スライドに示したように妊娠前の体重から算出した BMI という体格の指標を用い、それぞれの体格に応じた体重増加量を目安とします。みなさん、それぞれの妊娠中の体重増加の目安量を確認してみましょう。

バランスのとれた食事とは

くだもの（ビタミン）

1日の目安	200g 程度

1日の目安例
・みかん 1 個とりんご 1/2 個
・キウイフルーツ 1 個といち
　ご 5〜6 個

ご飯、パン、めん類
主食（炭水化物）でエネ
ルギーをしっかり摂取

1食の目安	茶碗 1 杯

主菜
（たんぱく質・脂質）
筋肉や血液などの素

1日の目安	魚：切り身 1 切れ 肉：うす切り肉 （"手のひら" から "指" までのサイズ）2 枚 卵：1 個 豆腐 1/3 丁または納豆 1 パック

副菜
（ビタミン・ミネラル、食物繊維）

1日の目安	両手 3 杯分

野菜、いも、豆類、
海藻、きのこ類

汁もの
（ビタミン・ミネラル）

乳製品
（たんぱく質・カルシウム）

1日の目安 （牛乳）	コップ 1 杯

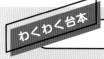

バランスのとれた食事とは

　妊娠初期における赤ちゃんの主要な器官形成に必要な栄養素を摂取するために、そして、これからの赤ちゃんとお母さんの望ましい体重増加のためには、バランスのとれた食事が基本です。イメージは、主食、主菜、副菜がそろった定食型です。主食のご飯は、エネルギー摂取の中心となります。肉や魚を使ったメイン料理の主菜は、良質なたんぱく質の摂取に、野菜を中心とした副菜や汁ものからは、ビタミンやミネラル、食物繊維を補うことができます。ビタミンＣが多いくだものは、家族で食べる習慣をつけるとよいですね。牛乳や乳製品の摂取も忘れないようにします。でも、毎日、理想的な定食型で食事をととのえることはむずかしいですよね。(参加者の様子をうかがう) 1 日を振り返り、食べていなかったり少なかったりした食品があれば、次の日に食べるようにするなど、1 週間単位でバランスをとっていくと楽ですよ。

妊娠初期に積極的にとってほしい栄養素・食品

胎児の正常な発育に不可欠

葉酸

緑黄色野菜に豊富！

モロヘイヤ、ブロッコリー
ほうれんそう、えだまめ、かぼちゃなど

くだもの

いちご、バナナなど

きのこ類

エリンギ、まいたけ
えのきだけなど

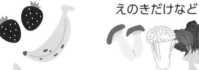

> つわり時でも
> 食べやすい

> 食物繊維アップ
> 便秘対策に

貧血予防

鉄

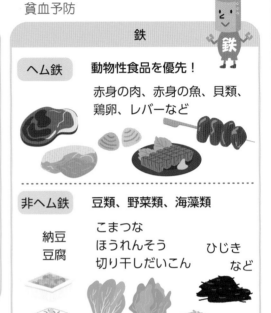

ヘム鉄　**動物性食品を優先！**

赤身の肉、赤身の魚、貝類、
鶏卵、レバーなど

非ヘム鉄　**豆類、野菜類、海藻類**

納豆
豆腐

こまつな
ほうれんそう
切り干しだいこん

ひじき
など

わくわく台本

妊娠初期に積極的にとってほしい栄養素・食品

　具体的に、積極的にとってほしい栄養素・食品について紹介します。はじめに「葉酸」です。妊娠成立直後から神経器官の形成がはじまっています。葉酸不足は、その神経管ができるときに起こる先天異常へのリスクを高めてしまうことがわかっています。葉酸は、緑黄色野菜に豊富に含まれています。主菜や副菜にしっかりと取り入れていきましょう。次に「鉄」です。鉄は、妊娠中期から需要が大幅に増加します。鉄には吸収率の違いがあり、動物性食品に多く含まれるヘム鉄は吸収率が高いです。動物性食品や植物性食品を上手に食事に取り入れていきましょう。鉄の吸収を邪魔してしまうコーヒーや緑茶の大量摂取は避けてくださいね。

妊娠初期に注意してほしい栄養素・食品①

ビタミンA

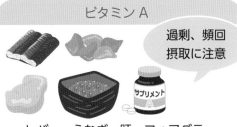

過剰、頻回摂取に注意

レバー　うなぎ、肝、フォアグラ
すじこ、いくら、サプリメント

水銀　大型の魚

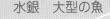

種類と量に注意

メカジキ、キンメダイ、
クロマグロ（本マグロ）、メバチマグロ
1週間でいずれか約80g程度

大丈夫！

さけ、さば、いわし、　さんま、
たい、ぶり、　かつお、ツナ缶など

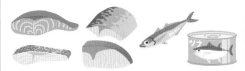

これらの魚からたんぱく質、
DHA、EPAをとろう！

アルコール・カフェイン

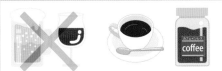

アルコールは
厳禁！

・コーヒーなどは1日1杯
　程度に
・カフェインレスの利用も

（厚生労働省．妊娠前からはじめる妊産婦のための食生活指針：
妊娠前から，健康な体づくりを．令和3年3月．を参考に作成）

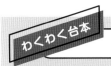 わくわく台本

妊娠初期に注意してほしい栄養素・食品①

　次に、注意してほしい栄養素と食品についてです。妊娠初期のビタミンAの過剰摂取では、胎児の先天奇形のリスクが高まることが報告されています。レバーは、鉄が多く含まれているため妊娠中には食べたい食品ですが、週1回を目安に量や頻度に注意してください。妊娠中の飲酒は、早産や赤ちゃんの発育不全のリスクが伴います。旦那さんにも禁酒や節酒をすすめてみてください。家族の協力は心強いです。それに、アルコール代も積もれば赤ちゃんの服に変わります。（笑いをとる）カフェインを含む嗜好飲料の過剰摂取も赤ちゃんにとってよい影響はありません。水銀は、大きな魚が食物連鎖によって自然界の水銀を取り込んでしまっているため、食べる種類や量に注意します。キンメダイの煮ものや本マグロの刺身を食べる場合は、1週間でいずれか1回を目安にします。さけやさばなどは、気にしなくても大丈夫です。赤ちゃんの神経系の発達に必要なドコサヘキサエン酸（docosahexaenoic acid；DHA）やエイコサペンタエン酸（eicosapentaenoic acid；EPA）は、これらの魚からとりましょう。

妊娠初期に注意してほしい栄養素・食品②

サプリメントでの摂取を推奨している栄養素は「葉酸」のみ

塩分にも強く、冷蔵庫でも繁殖

サプリメント

・過剰症の危険

・妊婦、胎児への安全性が十分に示されていない

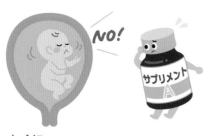

とくに
ビタミンA過剰摂取のリスクが高い

食中毒（リステリア菌）

・動物性の食材（肉や魚介類）は火をとおしてから食べる

・加熱が不十分な食品は加熱をする

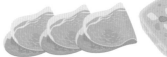

食肉加工品（生ハム、パテなど）

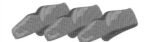

魚介類加工品
（スモークサーモンなど）

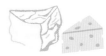

チーズ類

（厚生労働省. 妊娠前からはじめる妊産婦のための食生活指針：妊娠前から，健康な体づくりを. 令和3年3月. を参考に作成）

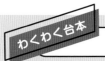 わくわく台本

妊娠初期に注意してほしい栄養素・食品②

　サプリメントを習慣的に利用している方もいますが、妊婦や赤ちゃんへの安全性が十分に示されているサプリメントは「葉酸」のみです。サプリメントのなかには、ビタミンAを含むものもあるため、葉酸以外のサプリメントの利用は控え、どうしてもというときは医師に相談してください。また「食中毒」についても紹介します。リステリア菌は、胎盤をとおして赤ちゃんに悪影響をおよぼしてしまいます。食材には火をとおし、これらの加工品は熱を加えたり、食べるのを避けたりするほうが無難です。冷蔵庫を過信せず、食品は期限内に使い切りましょう。食中毒予防の基本は、調理や食事の前によく手を洗い、生野菜やくだものもよく洗ってから食べることです。

おすすめレシピ「あさりとひじきの炊き込みご飯」

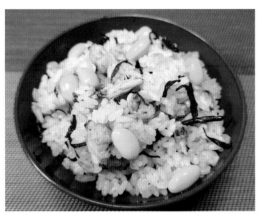

材料（2人分）

米…1合
水…適量
あさり水煮（缶詰）…40g
ひじき（乾燥）…（大さじ1）3g
めんつゆ（二倍濃厚）…（大さじ2）30g
えだまめ…30g

つくりかた

①米はといでざるにあげておく。
②あさりの缶詰は汁をよく切っておく。
③ひじきは水でやわらかく戻し、水気を切っておく。
④えだまめはゆでてさやから出しておく。
⑤炊飯器に米、めんつゆを加え、分量の水を入れる。
⑥あさりとひじきを加え、炊飯する。
⑦炊き上がったらえだまめを加えて軽く混ぜ、盛りつける。

栄養価（1人分）

エネルギー	360kcal
たんぱく質	11.7g
脂質	2.2g
炭水化物	70.8g
食塩相当量	1.3g
カルシウム	55mg
鉄	7.3mg

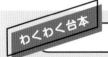 わくわく台本

おすすめレシピ「あさりとひじきの炊き込みご飯」

　あさりは鉄の含有量（生 3.8mg/100g）が多い食品の一つですが、汁ものに使う以外の料理が思いつかない方も多いのではないでしょうか？ そこで、炊き込みご飯を紹介します。今回は、生のあさりではなく、あさりの缶詰を利用します。水煮缶は、100g あたり 30.0mg も鉄が含まれています。ひじきとえだまめを使い、鉄をさらに摂取できるように工夫しています。調味料はめんつゆのみで簡単に準備ができる主食です。缶詰の汁には食塩が多いため、汁気をしっかりと切らなければ塩気が強くなってしまいます。妊娠期は食塩の過剰摂取に注意しましょう。にんじんやごぼうを加えて具だくさんにすることで、食物繊維も補うことができます。また、かつおとこんぶのだしを準備している場合は、米に必要な分量の水をだしに代えて、酒としょうゆを各小さじ1加えて炊いてください。

おすすめレシピ「簡単ビビンバ風」

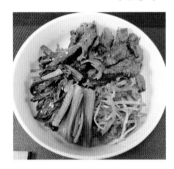

材料（2人分）

牛もも肉…60g
切り干しだいこん（乾燥）…20g
もやし…100g
にんじん…40g
ごま油…（小さじ2）8g
焼肉のたれ…（大さじ2）36g
こまつな…（2茎）80g

A ┌ 食塩…（少々）0.5g
　│ ごま油…（小さじ1）4g
　│ しょうゆ…（小さじ1）6g
　└ ごま…（小さじ2）4g

栄養価（1人分）

エネルギー	492kcal
たんぱく質	15.0g
脂質	9.5g
炭水化物	84.5g
食塩相当量	2.3g
カルシウム	166mg
鉄	3.0mg

※ご飯180gとして算出した

つくりかた

①牛肉は食べやすい大きさに切る。
②切り干しだいこんはもみ洗いし、水にさらした後、よく水気を切る。長い場合はざく切りにする。
③にんじんは千切りにする。
④こまつなはゆでて水気を切り、Aで和えておく。
⑤フライパンにごま油を熱し、牛肉、切り干しだいこんを炒める。
⑥牛肉に火がとおったら、焼肉のたれを大さじ1加えて、軽く炒める。
⑦もやし、にんじんを加えてふたをし、5～6分火をとおす（焦げないように火加減に注意する）。
⑧野菜に火がとおり、なじんだら、残りの焼肉のたれ大さじ1を加え、軽く炒め合わせる。
⑨ご飯をよそった丼に盛りつける。

この温泉卵は、電子レンジで30秒加熱した後、追加で10秒加熱したもの。

温泉卵のつくりかた

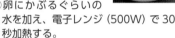

①耐熱の器（小ぶりなもの）に卵を割る。
②黄身の部分につまようじをさしておく。
③卵にかぶるぐらいの水を加え、電子レンジ（500W）で30秒加熱する。
④もう少し加熱したい場合は、10秒ずつ加減する。

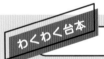
わくわく台本

おすすめレシピ「簡単ビビンバ風」

　牛肉と切り干しだいこんを炒めるときに、しょうがやにんにくを使うと、風味が増します。肉は、豚肉の赤身を使ってもよいですし、牛ひき肉や豚ひき肉でもよいでしょう。焼肉のたれは、好みで加減してくださいね。野菜も好きなものを使ってください。妊娠中期以降は、温泉卵を追加するとたんぱく質をアップすることができますし、おいしさもアップします！温泉卵は電子レンジでつくることができますので、紹介しますね。

患者からよく聞かれる質問と ナイス 回答 _good!!_

Q. ビタミンAはにんじんやかぼちゃにも多く含まれていると聞きますが、これらの野菜類も食べる量を控える必要があるのですか？

A _good!!_ ビタミンAは、レチノイドともいい、一般にレチノールのことをさします。これらは、動物性食品のみに含まれています。一方、にんじんやかぼちゃ、ほうれんそうなどの緑黄色野菜に含まれるビタミンAとは、β-カロテンを代表とするカロテノイドのことです。カロテノイドは、体内でビタミンAに変換されるため、プロビタミンAともよばれています。緑黄色野菜など植物性食品に含まれるビタミンA（プロビタミンA）の過剰障害は報告されていないため、摂取量を控える必要はありません。緑黄色野菜には、葉酸や鉄などビタミンやミネラルが豊富に含まれているため、積極的に摂取してください。妊娠初期に過剰摂取に注意が必要なビタミンAは、レバーやうなぎ、肝などの動物性食品に含まれるビタミンAです。

Q. 妊娠前から貧血気味です。鉄のサプリメントを利用してもよいでしょうか？

A _good!!_ 鉄を強化したサプリメントは手軽に購入できますが、安易な利用は危険です。サプリメント類の使用により、鉄の過剰摂取につながり、過剰症のリスクが高くなります。妊娠中に食事で貧血が改善しない場合は、鉄剤の処方など医師による治療が行われます。医師の指示に従いましょう。

食事では、吸収率が高いヘム鉄を多く含んだ赤身の肉（牛肉や豚肉）や赤身の魚（かつお、ぶりなど）、あさりやしじみなどを積極的に取り入れます。ほうれんそうやひじきなどの非ヘム鉄は吸収率が低くなりますが、肉や魚、卵、豆腐などのたんぱく質食品と組み合わせることで吸収率が高まります。野菜やくだものに含まれるビタミンCも鉄の吸収率を高めてくれます。さまざまな食品がそろった食事が鉄の効率的な摂取につながります。

第2章 患者の理解が深まるわくわくスライド 疾患別重要ポイント＆おすすめレシピ

引用・参考文献

1) 厚生労働省. 妊娠前からはじめる妊産婦のための食生活指針：妊娠前から，健康な体づくりを. 令和3年3月.
   (https://www.mhlw.go.jp/content/000776926.pdf, 2021年11月閲覧).
2) 伊藤貞嘉ほか. 日本人の食事摂取基準（2020年版）. 東京, 第一出版, 2020, 487p.
3) 駿河和仁. "妊娠期，授乳期". 応用栄養学. 第2版. 北島幸枝編. 京都, 化学同人, 2021, 73-101.

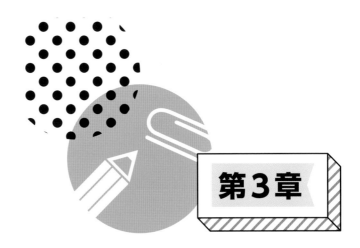

栄養の重要性が伝わる
わくわくスライド

３大栄養素とは

３大栄養素とはたんぱく質、脂質、炭水化物の３つの栄養素のこと
これらの栄養素はエネルギー源として私たちが生きていくために必要なもの

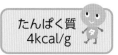

たんぱく質
4kcal/g

体の維持や構成成分

体内でアミノ酸に分解され、筋肉や臓器、爪などをつくったり、栄養素の運搬などさまざまな部分で使われる。

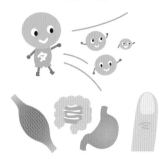

脂質
9kcal/g

エネルギーを効率よくためる

脂質には体内でつくることができない必須脂肪酸が含まれており、体の細胞膜の成分やホルモンの材料などになっている。エネルギーは 9kcal と３大栄養素のなかでもっとも高い。

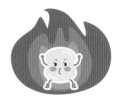

炭水化物
4kcal/g

おもにエネルギー源となる

体内でブドウ糖に分解され、一部はグリコーゲンとなり肝臓や筋肉で貯蔵され必要時にエネルギー源となる。

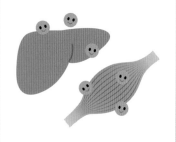

わくわく台本

①３大栄養素とは

　私たちが生きていくために、食べることは欠かせません。植物のように太陽のエネルギーと水だけで成長するのであれば、お金もかからなくてよいですよね！（笑いをとる）基本となる３大栄養素について説明します。たんぱく質は体の組織をつくります。筋肉、臓器、皮膚、毛髪などの材料になったり、ホルモンや免疫に関係する物質になります。肉・魚・卵・乳製品などの動物性と、穀類・豆類などの植物性があるため、両方をバランスよくとりましょう。脂質は効率のよいエネルギー源で、1g あたりのエネルギーはたんぱく質や炭水化物の約２倍です。ホルモンや細胞膜を構成したり、脂溶性ビタミンの吸収を助けます。油分が不足すると肌がカサカサしたり、毛が抜けたりしますが、とりすぎには注意しましょう。炭水化物は体のおもなエネルギー源です。体内で分解されてできたブドウ糖は、脳の主要なエネルギー源になります。よく、脳が疲れると甘いものがほしくなるといいますね。

広島修道大学健康科学部健康栄養学科教授

栢下淳子　かやした・あつこ

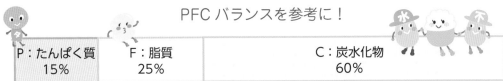

バランスのよい食事ってどういうこと？

PFC バランスを参考に！

P：たんぱく質 15%	F：脂質 25%	C：炭水化物 60%

- ●PFC バランスとは 3 大栄養素の摂取する割合を決めたもの。
- ●PFC バランスの目安はたんぱく質 15%、脂質 25%、炭水化物 60%といわれている。
- ●PFC バランスを意識することで偏った栄養バランスの改善につながる。

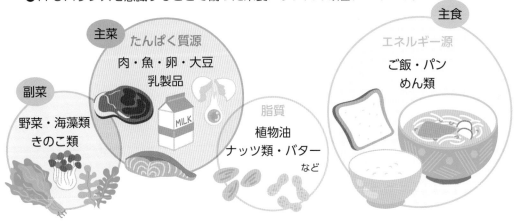

主菜　たんぱく質源　肉・魚・卵・大豆　乳製品

副菜　野菜・海藻類　きのこ類

脂質　植物油　ナッツ類・バター　など

主食　エネルギー源　ご飯・パン　めん類

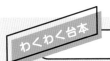

②バランスのよい食事ってどういうこと？

　1 日の摂取エネルギー量がわかったら、そのエネルギーをバランスよく栄養配分します。その配分に PFC バランスというものがありますが、「P」はプロテインでたんぱく質を、「F」はファットで脂質を、「C」はカーボハイドレートで炭水化物を表しています。一般的には主食である炭水化物で総エネルギーの半分強の 60%を占めるようにします。主菜になる肉・魚・卵・大豆製品などのたんぱく質では総エネルギーの約 6 分の 1 である 15%を占めるようにします。そして、調理に使用する油や食品中の脂質で総エネルギーの 4 分の 1 である 25%を占めるようにします。それ以外に野菜、きのこ類、海藻類のおかずをとっていきます。できれば野菜は 1 日 350g、生の状態で両手に 1 杯分を食べるようにします。

広島修道大学健康科学部健康栄養学科教授

栢下淳子　かやした・あつこ

糖質とは

炭水化物＝糖質＋食物繊維

糖質はおもにエネルギー源になり、
食物繊維は腸内環境の改善などに役立つ

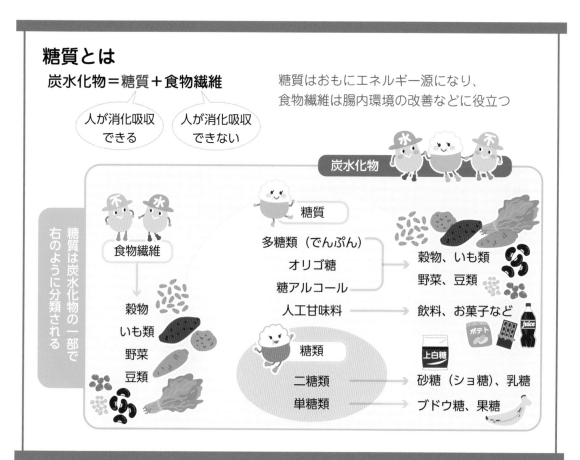

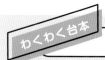

③糖質とは

　市販食品の袋の裏側に、栄養成分が表示されています。その表示に「炭水化物」もしくは「糖質」「食物繊維」と書かれているのを知っていますか？（問いかける）じつは「炭水化物」は「糖質」と「食物繊維」の合計で表されているのです。糖質とは、砂糖やはちみつなどの糖類をはじめとした「甘いもの」だけでなく、米やいも類に含まれるでんぷんも仲間です。糖質のはたらきは、おもに体のエネルギー源です。消化・吸収されて血液中に入り全身をめぐります。そして、体のなかで1gあたり4kcalのエネルギーになります。とくに脳では血液中の糖質（ブドウ糖）がおもなエネルギー源なので、極端に糖質が不足すると危険です。そのうえ、糖質は同じエネルギー源でも、脂質やたんぱく質と比べて、すぐに使える優れものです。また、肝臓や筋肉にグリコーゲンとしてためられますが、その量は少なく、体脂肪として蓄えられ、いざというときのエネルギー源となります。

広島修道大学健康科学部健康栄養学科教授
栢下淳子 かやした・あつこ

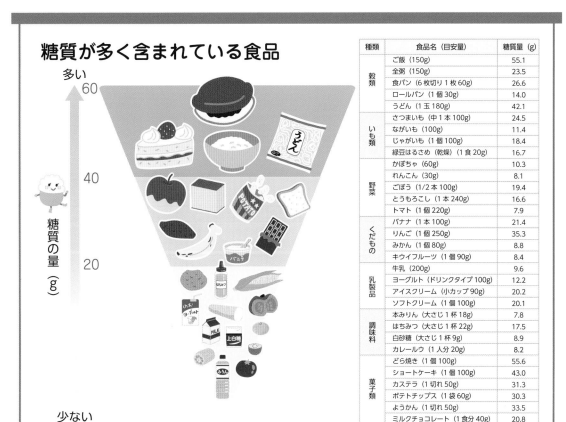

糖質が多く含まれている食品

多い

糖質の量（g）

少ない

種類	食品名（目安量）	糖質量（g）
穀類	ご飯（150g）	55.1
	全粥（150g）	23.5
	食パン（6枚切り1枚60g）	26.6
	ロールパン（1個30g）	14.0
	うどん（1玉180g）	42.1
いも類	さつまいも（中1本100g）	24.5
	ながいも（100g）	11.4
	じゃがいも（1個100g）	18.4
	緑豆はるさめ（乾燥）（1食20g）	16.7
野菜	かぼちゃ（60g）	10.3
	れんこん（30g）	8.1
	ごぼう（1/2本100g）	19.4
	とうもろこし（1本240g）	16.6
	トマト（1個220g）	7.9
くだもの	バナナ（1本100g）	21.4
	りんご（1個250g）	35.3
	みかん（1個80g）	8.8
	キウイフルーツ（1個90g）	8.4
乳製品	牛乳（200g）	9.6
	ヨーグルト（ドリンクタイプ100g）	12.2
	アイスクリーム（小カップ90g）	20.2
	ソフトクリーム（1個100g）	20.1
調味料	本みりん（大さじ1杯18g）	7.8
	はちみつ（大さじ1杯22g）	17.5
	白砂糖（大さじ1杯9g）	8.9
	カレールウ（1人分20g）	8.2
菓子類	どら焼き（1個100g）	55.6
	ショートケーキ（1個100g）	43.0
	カステラ（1切れ50g）	31.3
	ポテトチップス（1袋60g）	30.3
	ようかん（1切れ50g）	33.5
	ミルクチョコレート（1食分40g）	20.8

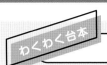 わくわく台本

④糖質が多く含まれている食品

　炭水化物から食物繊維を引いたものが糖質です。糖質は血液のなかの糖分、いわゆる血糖値を上げます。そのときに、血糖値を下げるインスリンというホルモンが分泌されますが、糖質を過度にとると、インスリンによって余分な糖質は中性脂肪として蓄積され、内臓脂肪や皮下脂肪にもなります。エネルギーの高い食品でも、糖質が低ければ血糖値は急激に上がりません。逆に「低カロリー」とパッケージにうたわれている商品でも、糖質が多ければ血糖値は上昇します。「低カロリー＝低糖質」ではないのですね。糖尿病で血糖コントロールをしている人や肥満の人は、血糖値を急激に上げないために糖質が少ないものを選んで食べることも必要です。こちらは、みなさんが食べる機会が多い食品100gあたりの糖質含有量を示しました。どうでしょう？ みなさんが好きなお菓子やよく食べるものの糖質はどれくらいでしたか？ 確認してみましょう！

広島修道大学健康科学部健康栄養学科教授

栢下淳子　かやした・あつこ

脂質のはたらき

もっとも効率のよいエネルギー源

《エネルギーを貯蓄・利用される脂質》

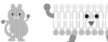

中性脂肪
体を動かすエネルギーの源で、脂肪酸から構成される。

脂肪酸
エネルギーとして利用される脂質。

《体を構成する脂質》

コレステロール
細胞膜をつくり、細胞膜の弾力性を高め、膜を強化させる。

リン脂質
細胞膜を構成し、脂質を体内に運搬する役割をもつ。

とりすぎに注意！
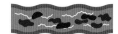

- 飽和脂肪酸

  血液中の中性脂肪やコレステロールを増加させる。

- 不飽和脂肪酸

  血圧や血液凝固など、体内機能のコントロールを助ける。一価不飽和脂肪酸と多価不飽和脂肪酸がある。

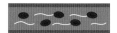

わくわく台本

⑤脂質のはたらき

　脂質は炭水化物やたんぱく質と同じ3大栄養素の1つです。3つの栄養素のなかでいちばん多くのエネルギー（カロリー）をもっています。炭水化物とたんぱく質が1gあたり4kcalなのに対し、脂質は1gあたり9kcalもあります。減量する場合はエネルギーが低いほうがよいですが、飢餓のときには（うーん、日本ではあまり考えられないかな、と参加者の様子をみる）効率のよいエネルギー源となります。食事から入ってきた脂質はおもに小腸で消化・吸収されてエネルギー源として使われるほか、細胞膜を構成したり、いろいろな生理活性物質の原料になるなど、体のなかでとても重要な役割を果たしています。とても重要な栄養素ですが、とりすぎると中性脂肪として体内に蓄えられるため、肥満となり、生活習慣病などの原因となります。

広島修道大学健康科学部健康栄養学科教授

栢下淳子　かやした・あつこ

脂質が多く含まれている食品

（油脂・肉類・魚介類など100gあたり）

種類	食品名（目安量）	脂質量(g)
油脂類	オリーブ油 100g	100
	なたね油 100g	100
	ごま油 100g	100
	ソフトタイプマーガリン　家庭用	83.1
	食塩不使用バター	83.0
	ファットスプレッド	69.1
肉類	うし和牛肉 リブロース脂身つき 生	56.5
	うし和牛肉 ばら脂身つき 生	50.0
	うし和牛肉 サーロイン脂身つき 生	47.5
	うし和牛肉 肩ロース脂身つき 生	37.4
	ぶた [中型種肉] ばら脂身つき 生	40.1
	ぶた [中型種肉] ロース脂身つき 生	22.6
	ベーコン	39.1
	ウインナーソーセージ	28.5
	若鶏肉 手羽先皮つき 生	16.2
	若鶏肉 もも皮つき 生	14.2
	あいがも 肉皮つき 生	29.0
魚類	いわし（油漬）	30.7
	くろまぐろ（脂身）	27.5
	しめさば	26.9
	さんま	23.6
	まぐろ缶詰（油漬）	21.7
	うなぎ（かば焼）	21.0
	たちうお	20.9
	はまち（養殖）	17.2
	ぶり	17.6
	ぎんだら	17.5
	さば（まさば）	16.8
魚介類	イクラ	15.6
	魚肉ソーセージ	7.2
	たらこ	6.1

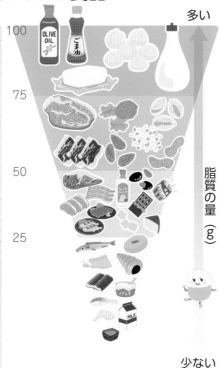

多い

脂質の量（g）

少ない

（菓子・ナッツ・乳製品など100gあたり）

種類	食品名（目安量）	脂質量(g)
乳製品	生クリーム（乳脂肪）	45.0
	生クリーム（植物性）	39.2
	クリームチーズ	33.0
	ラクトアイス（普通脂肪）	13.6
	アイスクリーム（高脂肪）	12.0
	牛乳 200g	9.6
種実類	マカダミアナッツ いり 味つけ	76.7
	ヘーゼルナッツ フライ 味つけ	69.3
	くるみ いり	68.8
	ピスタチオ いり 味つけ	56.1
	ごま いり	54.2
	ごま ねり	54.2
	アーモンド フライ 味つけ	53.6
	かぼちゃ いり 味つけ	51.8
	らっかせい バターピーナッツ	51.3
菓子類	デニッシュペストリー	24.7
	ドーナッツ（イースト）	20.2
	レアチーズケーキ	28.0
	ベイクドチーズケーキ	21.2
	バターケーキ	25.4
菓子類	揚げせんべい	17.5
	揚げパン	18.7
	チョココロネ	15.3
	アーモンドチョコレート	40.4
	ミルクチョコレート	34.1
	ポテトチップス	35.2
	コーンスナック	27.1
	ビスケット（ソフト）	27.6
調味料	マヨネーズ 全卵型	75.3
	フレンチドレッシング	41.9
	ごまドレッシング	26.3
	カレールウ	34.1

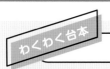

⑥脂質が多く含まれている食品

　私たちが生きるために必要な栄養素のエネルギーのうち、脂質の目標摂取量はg数ではなく「脂肪エネルギー比率（％エネルギー）」で表されます。これは脂質のg数×（9÷総エネルギー）×100という計算式で計算することができます（ちょっとむずかしいかな、と参加者の様子をみる）。目標の脂肪エネルギー比率は20～30となっていて、もし1日に2,000kcalの摂取エネルギーが必要な人は、25％エネルギーの場合、脂質の摂取g数は25÷（[9÷2,000]×100）＝55.55555gとなります。どのような食品に脂質がどれくらい含まれているかを知っていれば、とりすぎを防ぐことができます。また、必須脂肪酸といって体内でほかの脂肪酸から合成できないために摂取する必要がある脂肪酸があります。このようになくてはならない脂肪ですが、賢く摂取するためにこの表を使ってくださいね。こちらは、みなさんが食べる機会の多い食品100gあたりの脂質含有量を示しました。どうでしょう？ みなさんが好きでよく食べる食品の脂肪量はどれくらいでしたか？ 確認してみましょう！

広島修道大学健康科学部健康栄養学科教授
栢下淳子 かやした・あつこ

たんぱく質のはたらき

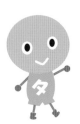

①筋肉、臓器、皮膚、爪、毛髪など、私たちの体の
　いろいろな部分をつくっている主要な構成成分

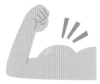

②体の機能を調節するホルモンや酵素の材料

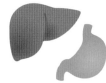

③エネルギーとしても利用

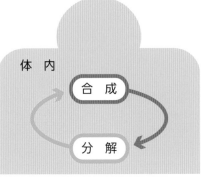

体　内

合　成

分　解

つねにくり返されている

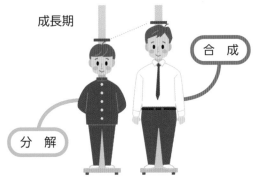

成長期

合　成

分　解

たんぱく質の合成が増加し、分解が減少する

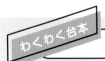

⑦たんぱく質のはたらき

　私たちの体の15〜20％はたんぱく質です。たんぱく質は、筋肉や臓器、皮膚、爪、毛髪など、体のいろいろな部分をつくっている主要な成分です。また、体の機能を調節するために必要なホルモンや酵素の材料でもあります。栄養状態の鍵を握るのもたんぱく質です。さらに、生命維持に必要なエネルギーが足りなくなってしまった場合、エネルギーとしても利用されます。体内では、たんぱく質の合成と分解がつねにくり返され、体の状態に応じた調整をしています。たとえば成長期では、たんぱく質の合成が増加し、分解が減少し、体の発達へとつながります。

東京医療保健大学医療保健学部医療栄養学科准教授

北島幸枝　きたじま・ゆきえ

アミノ酸とは

・肉や魚、卵、乳類、豆類の主要な栄養成分 → たんぱく質食品

・たんぱく質は、20種類のアミノ酸で構成

・アミノ酸の種類や量が異なることによって、
さまざまなたんぱく質がつくられる

・アミノ酸は、体内で合成できない必須（不可欠）アミノ酸と
合成可能な非必須アミノ酸がある

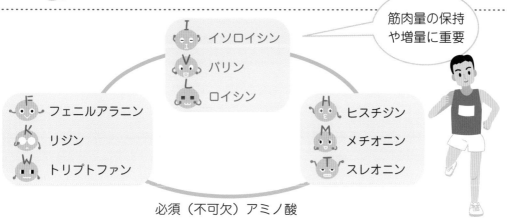

筋肉量の保持や増量に重要

I イソロイシン
V バリン
L ロイシン

F フェニルアラニン
K リジン
W トリプトファン

H ヒスチジン
M メチオニン
T スレオニン

必須（不可欠）アミノ酸

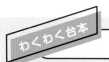

⑧アミノ酸とは

　私たちは、どのようにたんぱく質を取り入れているのでしょうか。(質問してみる) もちろん食品からですね。多かれ少なかれ、ほとんどの食品にたんぱく質は含まれています。私たちが取り入れるたんぱく質の中心は、肉や魚、卵、乳類、豆類のたんぱく質食品です。たんぱく質は20種類のアミノ酸でつくられていて、このアミノ酸の種類や量の違いによってさまざまなたんぱく質をつくっています。そして、体内で合成できないアミノ酸は、食品から摂取する必要があります。必須アミノ酸のなかでも、とくに、イソロイシン、バリン、ロイシンは、筋肉量の保持や増量に重要なアミノ酸です。

東京医療保健大学医療保健学部医療栄養学科准教授
北島幸枝 きたじま・ゆきえ

第3章　栄養の重要性が伝わるわくわくスライド

たんぱく質が多く含まれている食品

（文部科学省. 日本食品標準成分表2020年版［八訂］. を参考に作成）

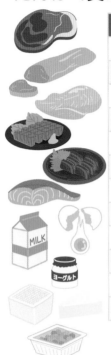

食　品	目安量	たんぱく質量（g）
輸入牛もも赤肉	80g	17.0
豚肉ヒレ赤肉	80g	17.8
鶏肉むね皮なし	80g	18.6
本まぐろ赤身	刺身8切れ（80g）	21.1
かつお　春獲り	刺身8切れ（80g）	20.6
さけ	切り身大1切れ（80g）	17.8
鶏卵	1個（50g）	6.1
普通牛乳	コップ1杯（200mL）	6.6
ヨーグルト	100g	4.3
プロセスチーズ	1個（18g）	4.1
木綿豆腐	1/2丁（150g）	10.5
納豆	1パック（40g）	6.6

ご飯茶碗1杯（180g）4.5g　　バナナ1本（100g）1.1g
きゅうり1本（60g）0.6g　　赤色トマト1個（100g）0.7g

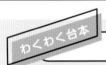

⑨たんぱく質が多く含まれている食品

　たんぱく質が多く含まれている食品は、たんぱく質をおもな成分とする肉や魚、卵、乳類、豆類です。ご飯や野菜、くだものに比べるとその量は格段に多いです。牛肉や豚肉にもいろいろな部位がありますが、そのなかでも赤肉にたんぱく質が多く含まれています。鶏肉はもも肉よりむね肉に多く含まれています。ハムやベーコン、ソーセージなどもたんぱく質は多いですが、加工品であり、食塩や脂質の摂取バランスなどを考えると、生鮮食品からのたんぱく質の摂取を中心にしましょう。魚はどの種類にもたんぱく質は豊富ですが、とくに、まぐろ、かつお、さけに多いです。そのほか、牛乳・乳製品や豆類にも多く含まれています。

東京医療保健大学医療保健学部医療栄養学科准教授
北島幸枝　きたじま・ゆきえ

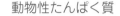

たんぱく質の "質" に注目！

動物性たんぱく質

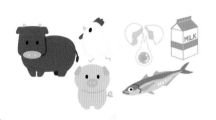

植物性たんぱく質

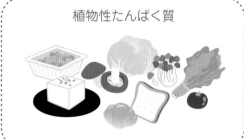

体内で合成できない
必須（不可欠）アミノ酸が
たっぷり含まれている

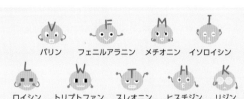

V バリン　F フェニルアラニン　M メチオニン　I イソロイシン
L ロイシン　W トリプトファン　T スレオニン　H ヒスチジン　K リジン

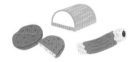

スケトウダラのたんぱく質は、
筋肉の速筋を増やす「速筋たんぱく質」

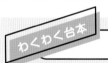
わくわく台本

⑩たんぱく質の "質" に注目！

　たんぱく質は、動物性たんぱく質と植物性たんぱく質の２つに分けることができます。とくに動物性たんぱく質には、体内で合成できない必須アミノ酸がたっぷり含まれています。食事では、肉や魚を使った料理をそろえることがとても大切です。さて、最近、かまぼこなど練り製品に「スケトウダラの速筋たんぱく質」と書かれたものがあるのをご存じですか？（問いかけるように）練り製品の原料として使われている「スケトウダラ」のたんぱく質は、瞬発的な動きに反応する速筋を増加させる効果があることが研究で報告されています。スポーツだけに限らず、たとえば突然つまずいたとき、転ばないようにブレーキをかける反応では速筋が活躍しています。しかし、練り製品は食塩量が多いものもあるため、食べすぎには注意しましょう。

東京医療保健大学医療保健学部医療栄養学科准教授

北島幸枝　きたじま・ゆきえ

食物繊維のはたらき

食物繊維とは

人の消化酵素で消化されない
食物中の難消化性成分の総体

小腸で消化・吸収されずに、
大腸まで達する食品成分

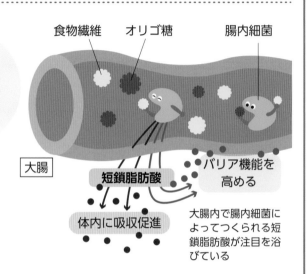

便秘・
大腸がんの予防

血糖値の上昇を
緩やかにする

血中
コレステロール値
の正常化

食物繊維　オリゴ糖　腸内細菌

大腸

短鎖脂肪酸

バリア機能を
高める

体内に吸収促進

大腸内で腸内細菌に
よってつくられる短
鎖脂肪酸が注目を浴
びている

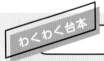 わくわく台本

⑪食物繊維のはたらき

　健康は箸でつかもう！「食物繊維」について紹介します。食物繊維とは「人の消化酵素で消化されない食物中の難消化性成分の総体」と定義されています。言い換えると「小腸で消化・吸収されずに、大腸まで達する食品成分」になります。食物繊維のはたらきには、便秘・大腸がんの予防、血糖値の上昇を緩やかにする、血中コレステロール値の正常化などがあげられます。ここで鼻高ポイントです。よく食物繊維は水溶性食物繊維、不溶性食物繊維に分けて説明されることがあります。ただ、このような考え方は日本特有だそうです。海外では食物繊維の種類よりも、体内にいる腸内細菌にどれだけ短鎖脂肪酸をつくり出せるかを重視しています。

社会福祉法人あそか会あそか病院栄養科管理栄養士
住谷拓之　すみや・ひろゆき

食物繊維が多く含まれている食品

食物繊維の1日摂取基準
（日本人の食事摂取基準［2020年版］より）

性別 年齢（歳）	男性 目標量（g）	女性 目標量（g）
30〜49	21以上	18以上
50〜64	21以上	18以上
65〜74	20以上	17以上
75以上	20以上	17以上

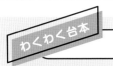 1食あたりの食物繊維は
6〜7gが目安

食物繊維合計 6.2g/食

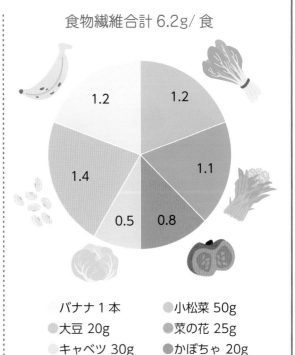

- ○ バナナ1本
- ● 大豆 20g
- ◐ キャベツ 30g
- ◔ 小松菜 50g
- ◑ 菜の花 25g
- ● かぼちゃ 20g

わくわく台本

⑫ 食物繊維が多く含まれている食品

　左の表は「日本人の食事摂取基準（2020年版）」から抜粋した1日の摂取基準で、1食あたりの食物繊維の目安は6〜7gになります。実際の食事では野菜、いも類、くだものなどを組み合わせて摂取するため、目安量として円グラフで示しています。食物繊維は、数多くの生活習慣病の発症予防に寄与することが知られています。しかし、「平成28年国民健康・栄養調査」に基づく食物繊維摂取量の中央値は、すべての年齢区分で満たしていません。つまり、すべての年代で不足しているといえ、食物繊維の生理作用の効果を十分に活用できていないのです。食物繊維は腸が元気になる栄養素の1つであるため、積極的に摂取していくことが必要です。

社会福祉法人あそか会あそか病院栄養科管理栄養士
住谷拓之　すみや・ひろゆき

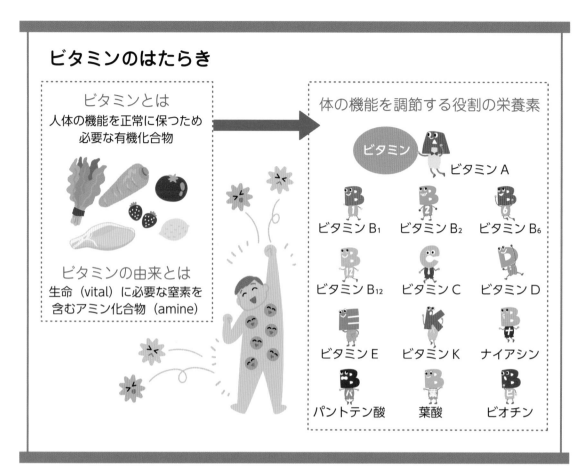

ビタミンのはたらき

ビタミンとは
人体の機能を正常に保つため
必要な有機化合物

ビタミンの由来とは
生命（vital）に必要な窒素を
含むアミン化合物（amine）

体の機能を調節する役割の栄養素

ビタミン

ビタミン A

ビタミン B₁　　ビタミン B₂　　ビタミン B₆

ビタミン B₁₂　　ビタミン C　　ビタミン D

ビタミン E　　ビタミン K　　ナイアシン

パントテン酸　　葉酸　　ビオチン

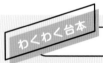

⑬ビタミンのはたらき

　健康は箸でつかもう！「ビタミン」について紹介します。そもそもビタミンの定義は、「人体の機能を正常に保つため必要な有機化合物」です。わかりやすくいうと「体の機能調整役の栄養素」になります。ビタミンを車にたとえると、エンジンをかける役割である車の鍵やオイルにあたります。ここで鼻高ポイントです。ビタミンの由来は生命（vital）に必要な、窒素を含むアミン化合物（amine）という意味でつけられました。とくに役に立たない知識なので忘れていただいてもよいです（笑いをとる）。ビタミンは体内で合成できないため、食物から摂取することが必要です。

社会福祉法人あそか会あそか病院栄養科管理栄養士
住谷拓之　すみや・ひろゆき

ビタミンの種類

水溶性ビタミン（9種類）

ビタミン B₁　　　　ビタミン B₆
　　　ビタミン B₂　　　　ビタミン B₁₂

ナイアシン　　　　葉酸
　　　パントテン酸　　　ビオチン　　　ビタミン C

脂溶性ビタミン（4種類）

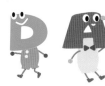

ビタミン D　　ビタミン A　　ビタミン K　　ビタミン E

覚え方
4種類 DAKE（だけ）

～ビタミン B₁ 自慢～
「疲労回復」

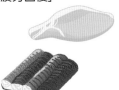

～ビタミン D 自慢～
「免疫機能の向上」

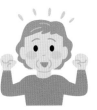
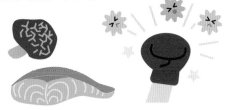

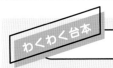 わくわく台本

⑭ ビタミンの種類

　水溶性ビタミンは9種類、脂溶性ビタミンは4種類です。脂溶性ビタミンは、ローマ字読みで「DAKE（だけ）」とすると覚えやすいです。ビタミン B₁ の自慢は「疲労回復」です。糖質を燃やしてエネルギーに変えるときに必要なビタミンです。糖質、アルコールを多く摂取する人、運動によってエネルギー消費が多い人はより多くのビタミン B₁ が必要になります。エネルギー生産にかかわる栄養素なので、不足すると、倦怠感やむくみ、手足のしびれ、食欲不振などの症状が起こることがあります。代表的な食材は豚もも肉、うなぎです。ビタミン D の自慢は「免疫機能の向上」です。有名なのは骨のサポートですが、免疫機能を調整するはたらきがあります。代表的な食材はきくらげ、干ししいたけ、紅さけです。

社会福祉法人あそか会あそか病院栄養科管理栄養士
住谷拓之　すみや・ひろゆき

ミネラルのはたらき

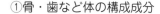
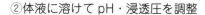

ミネラルとは

生体を構成する主要な4元素
（酸素、炭素、水素、窒素）
以下のものの総称

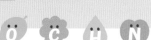

ぼくたちは違うよ！

①骨・歯など体の構成成分

②体液に溶けて pH・浸透圧を調整

③酵素の構成成分

④神経・筋肉の興奮性の調節

生命は
海から誕生!?

ヒトの体液のミネラルバランスと
海水はよく似ている

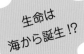
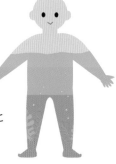
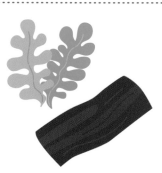

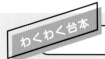 わくわく台本

⑮ミネラルのはたらき

　健康は箸でつかもう！「ミネラル」について紹介します。ミネラルとは生体を構成する主要な4元素（酸素、炭素、水素、窒素）以外のものの総称です。はたらきはスライドに示してあるように骨や歯、酵素の構成成分や浸透圧の調整が主になります。ミネラルの80％以上は骨や歯にあり、強さやかたさ、弾力、耐久性を与えています。ここで鼻高ポイントです。汗や血液を舐めるとしょっぱい味がするように、ヒトの体液と海水はミネラルバランスが似ています。生命の起源は海にあり、生物は長い進化の過程で、海水中のミネラルを体内の生命活動にうまく利用してきたのです。ヒトの体も同様です。

社会福祉法人あそか会あそか病院栄養科管理栄養士

住谷拓之 すみや・ひろゆき

ミネラルの種類

代表的なミネラル

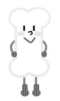 **カルシウム**
骨や歯を形成
筋肉の収縮
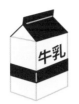

 鉄
赤血球の材料
酸素の運搬
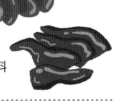

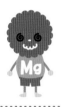 **マグネシウム**
酵素の活性化
神経の興奮を抑制

ナトリウム
細胞外液の
浸透圧の維持

 カリウム
心臓や筋肉の機能を調節

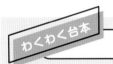

⑯ミネラルの種類

　必須ミネラルは16種類ですが、今回は代表的なミネラルを5種類紹介します。カルシウムは骨や歯を形成し、牛乳に多く含まれています。マグネシウムは酵素の活性化や神経の興奮を抑制し、アーモンドに多く含まれています。カリウムは心臓や筋肉の機能を調節し、アボカドに多く含まれています。鉄は赤血球の材料や酸素の運搬役で、豚のレバーに多く含まれています。ナトリウムは細胞外液の浸透圧を維持するはたらきがあり、即席中華めんなどの加工食品に多く含まれています。ヒトは、カルシウムや鉄は不足していることが多く、逆にナトリウムは過剰に摂取していることが多いため、注意が必要です。ミネラルもビタミン同様に微量ながらも体の健康維持に欠かせない栄養素です。

社会福祉法人あそか会あそか病院栄養科管理栄養士
住谷拓之 すみや・ひろゆき

フレイルってなに？

老化に伴って身体や心の機能が
低下することにより、さまざま
な健康障害に陥りやすい状態

＝

健康な状態と
何らかの手助けが必要な状態の中間

心身ともに健康

フレイル

要介護状態

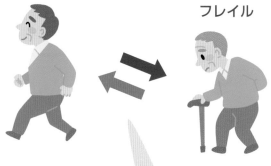
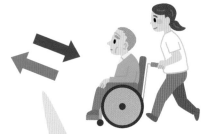

早期の適切な介入や支援で
健康状態が改善

早期の適切な介入で
ハイリスク状態を回避

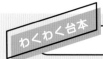

⑰フレイルってなに？

　最近、よく耳にするフレイルとはどのようなものなのでしょうか。フレイルとは、老化に伴って体や心の機能が低下することにより、さまざまな健康障害に陥りやすい状態をいいます。イメージは、自分のことは自分でできて心身ともに健康な状態と、何らかの手助けが必要な状態の中間の状態です。フレイルは、早期に機能低下の状態を発見し、食事の改善や身体活動や社会活動の機会を増やすなど、適切な介入・支援でその進行を防ぐことができ、健康な状態に戻ることができます。要介護状態へと近づいた場合も、個々の状態に合った適切な介入でハイリスク状態を回避することが可能です。

東京医療保健大学医療保健学部医療栄養学科准教授
北島幸枝 きたじま・ゆきえ

フレイルを早期に発見するために

（厚生労働省. 令和元年度食事摂取基準を活用した
高齢者のフレイル予防事業. を参考に作成）

活動量の低下

横になることが
多くなったと感じる

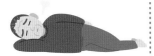

身体機能の低下

歩く速さが
遅くなったと
感じる

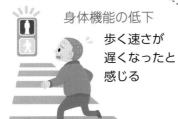

社会的要因

孤立、孤独、引きこもり
経済力の低下

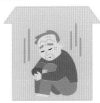

体重減少

体重が減ったと
感じる

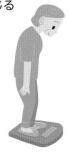

筋力の低下

ペットボトルの
ふたが
開けられない

疲労感

疲れやすい

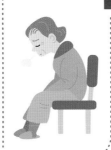

精神・心理的要因

気力の低下
うつ
記憶力の低下

第3章 栄養の重要性が伝わるわくわくスライド

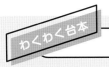

⑱フレイルを早期に発見するために

　フレイルを早期に発見するためのポイントについて説明します。フレイルは、老化に伴った心身の機能低下です。そのため、食事量の減少を年のせいにしていると、必要なエネルギーが足りず、体重は減ってしまいます。さらに、たんぱく質やそのほかの栄養素も足りないため、筋肉量も減少し、活動量や身体機能の低下につながります。筋力も低下するでしょう。このような状態がみられた場合には、フレイルに一歩踏み出しているかもしれません。また、高齢者は、社会的要因や精神・心理的要因も食事量や活動量に大きく影響します。これらはすべてフレイルの発症に関連します。自身の食生活や身体活動、社会とのかかわりなど、自分の状態を振り返る時間をつくり、フレイル予防に取り組みましょう。

東京医療保健大学医療保健学部医療栄養学科准教授

北島幸枝　きたじま・ゆきえ

フレイルを予防する食事の工夫

基本は、バランスのよい食事を継続すること！

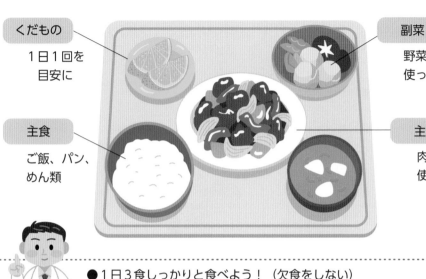

くだもの
1日1回を
目安に

副菜
野菜やいもなどを
使った料理

主食
ご飯、パン、
めん類

主菜
肉や魚を
使った料理

●1日3食しっかりと食べよう！（欠食をしない）

●いろいろな食品を組み合わせよう！（栄養素の摂取のバランスを図る）

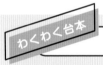

⑲ フレイルを予防する食事の工夫

　フレイルを予防するためには食事がとても重要です。しかし、特定の栄養素をたくさんとれ
ばフレイルの予防ができるわけではありません。基本は、バランスのよい食事を継続すること
です。主食でエネルギーをとり、主菜でしっかりとたんぱく質やビタミンをとり、副菜や汁も
のでビタミンやミネラルをとる、という食事スタイルをめざします。抗酸化作用のあるビタミ
ンCがたっぷりのくだものも1日1回は食べる機会があるとよいですね。1日3食しっかりと
食べて、いろいろな食品を組み合わせることで、必要なエネルギーや栄養素の摂取がしやすく
なります。

東京医療保健大学医療保健学部医療栄養学科准教授
北島幸枝　きたじま・ゆきえ

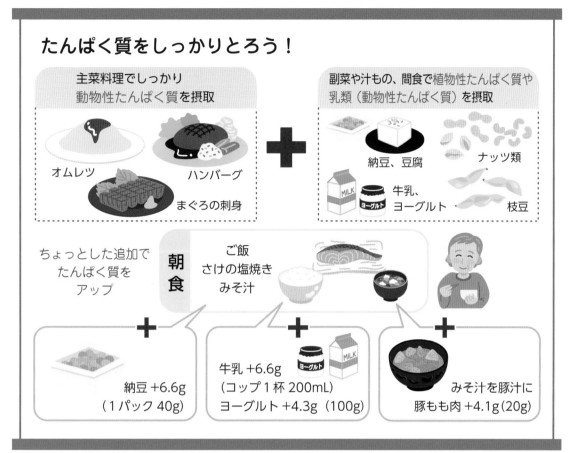

たんぱく質をしっかりとろう！

主菜料理でしっかり動物性たんぱく質を摂取

- オムレツ
- ハンバーグ
- まぐろの刺身

＋

副菜や汁もの、間食で植物性たんぱく質や乳類（動物性たんぱく質）を摂取

- 納豆、豆腐
- ナッツ類
- 牛乳、ヨーグルト
- 枝豆

ちょっとした追加でたんぱく質をアップ

朝食　ご飯　さけの塩焼き　みそ汁

＋ 納豆 +6.6g（1パック 40g）

＋ 牛乳 +6.6g（コップ1杯 200mL）　ヨーグルト +4.3g（100g）

＋ みそ汁を豚汁に　豚もも肉 +4.1g（20g）

わくわく台本

⑳たんぱく質をしっかりとろう！

　フレイルを予防する食事のポイントは、バランスのよい食事に加えて、たんぱく質をしっかりととることです。加齢に伴い筋肉となるたんぱく質の合成は低下します。そのため、高齢者は、たんぱく質の摂取量が少なくならないように気を配る必要があります。筋肉の合成に必要な必須アミノ酸をたっぷり含んでいる肉や魚、卵を使った主菜料理で動物性たんぱく質をとり、副菜や汁もの、間食を利用して植物性たんぱく質をとる、という合わせ技でたんぱく質の摂取量を確保します。いつもの食事にちょっとした追加でたんぱく質を簡単にアップさせることができます。たとえば、納豆を追加する、牛乳またはヨーグルトを追加する、みそ汁を豚汁に変更する、などの工夫です。このぐらいならみなさんも簡単にできるのではないでしょうか。

（問いかける）

東京医療保健大学医療保健学部医療栄養学科准教授

北島幸枝　きたじま・ゆきえ

骨粗鬆症に注意！

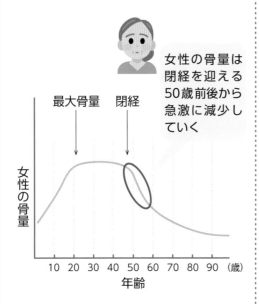

女性の骨量は閉経を迎える50歳前後から急激に減少していく

最大骨量　閉経

女性の骨量

年齢

10　20　30　40　50　60　70　80　90　（歳）

（鈴木隆雄. 日本臨牀. 62［増2］. 2004, 225-32. を参考に作成）

骨粗鬆症とは
骨強度が低下して、骨折しやすくなる病気

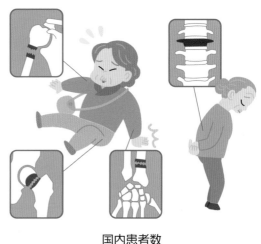

国内患者数
女性 980 万人　　男性 300 万人

（日本骨粗鬆症学会. 骨粗鬆症の予防と治療ガイドライン 2015 年版. を参考に作成）

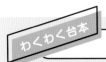
わくわく台本

㉑骨粗鬆症に注意！

　骨粗鬆症とは、骨の強度が低下して骨折しやすくなる病気です。骨折しやすい部位は、上腕のつけ根、太もものつけ根、手首です。また、気づかないうちに背骨・腰骨が徐々に押しつぶされる圧迫骨折も多く報告されています。若いときに比べて、4cm 以上背が縮んだ場合は要注意です。国内の患者数は、男性 300 万人に対し、女性 980 万人と、圧倒的に女性に多い病気であることがわかります。ではなぜ、女性に多い病気なのでしょうか !?（といって、参加者を見渡しながら反応をみたり、「おわかりですか？」と近くの人に問いかけてもよいでしょう）理由はこれです。（といって、左のグラフをポインターで示す）このグラフは、女性の骨量の変化を示しているのですが、（といって、スライドの女性の骨量の字をポインターで示す）女性の骨量は、女性ホルモンと深く関係しており、閉経を迎える 50 歳前後から骨量が急激に減少していくので、（グラフの赤丸の部分の線をなぞりながら）女性は骨粗鬆症になりやすいのです。

Office SAKAI 代表／斉藤内科クリニック管理栄養士
坂井敦子　さかい・あつこ

骨粗鬆症を予防する食事の工夫

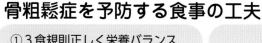

①3食規則正しく栄養バランスのよい食事を摂取する

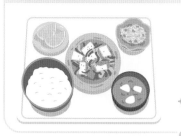

②骨の健康に必要な栄養素を摂取する

カルシウム

牛乳・乳製品　　　　　　野菜・海藻類

大豆製品・魚介類

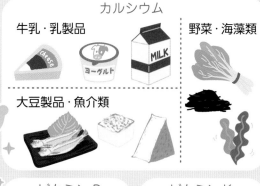

ビタミンD　　　ビタミンK

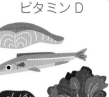
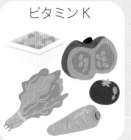

③カルシウムの吸収を悪くする食品に注意する

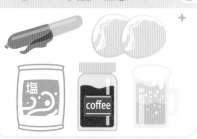

わくわく台本

㉒骨粗鬆症を予防する食事の工夫

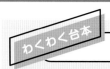

　骨粗鬆症を予防するために、まず大切なことは、朝昼夕の3食、栄養バランスのよい食事をとることです。栄養バランスのよい食事とは、ご飯やパン、めん類などの主食、肉・魚・卵などを使った料理のことをさす主菜、野菜・きのこ・海藻を使った料理のことをさす副菜、この3つがそろった食事（3つの食品が入った食事）のことです。次に大切なことは、骨の健康に必要な3つの栄養素をとることです。みなさんがよくご存じのカルシウムは、骨の材料ですね。では、ビタミンDやビタミンKのはたらきは知っていますか？（といって、参加者を見渡し反応をみながら数秒様子をみる）ビタミンDは、腸からのカルシウムの吸収をよくします。ビタミンKは、カルシウムを骨に沈着させて骨の形成を促すはたらきをします。そして、カルシウムの吸収を悪くする食品をとりすぎないようにすることも大切です。

※時間の余裕があれば、しっかりと食品名を具体的にあげながら、それぞれの絵をさし示して説明するとわかりやすい。

Office SAKAI 代表／斉藤内科クリニック管理栄養士

坂井敦子　さかい・あつこ

食中毒に注意！

代表的な食中毒の原因菌や原因ウイルスのおもな原因食品と特徴

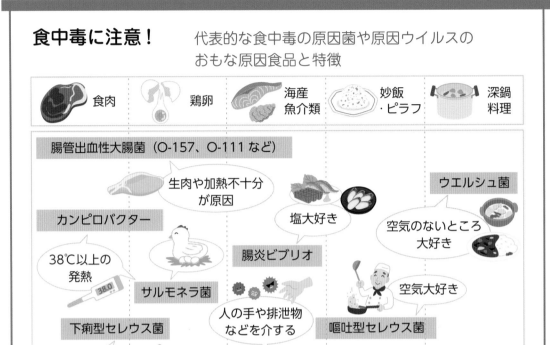

| 食肉 | 鶏卵 | 海産魚介類 | 妙飯・ピラフ | 深鍋料理 |

腸管出血性大腸菌（O-157、O-111 など）

生肉や加熱不十分が原因

塩大好き

ウエルシュ菌

空気のないところ大好き

カンピロバクター

38℃以上の発熱

腸炎ビブリオ

サルモネラ菌

空気大好き

下痢型セレウス菌

人の手や排泄物などを介する

嘔吐型セレウス菌

空気大好き

ノロウイルス

食中毒菌は高温・多湿、ノロウイルスは低温・乾燥の状況で発生しやすいといわれている。

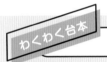

㉓食中毒に注意！

　夏など外気温が上昇すると人の体が疲れやすくなるのと同様に、食材も傷みやすくなりますよね。そんな食材を狙ってくるのが細菌です。そして、冬場の寒くつらい時期の人の体を狙ってくるのがウイルスです。最近ではあまり季節に関係なく忍び寄ってくるので厄介なものですが、細菌やウイルスの特徴を知って寄せつけないようにしましょう。細菌は肉や魚介類などのたんぱく質が大好きなので、それらの食品の取り扱いは要注意です。加熱を十分にすれば大丈夫と思いきや、炒飯やカレーに潜む細菌もいます。また、とくにウイルスは、私たちの手や調理器具を介して体のなかに入り込んでいきます。細菌もウイルスも防御対策には共通点があるのでまとめて撃退しましょう。

裾野赤十字病院医療技術部栄養課管理栄養士
菅沼志保 すがぬま・しほ

食中毒を防ぐ工夫

つけない
細菌対策 ウイルス対策

手洗い！（うがい！）

手が触れるところは、拭きとりを！

食材ごとに調理器具を使い分け

俺専用だぜ

増やさない
細菌対策

speedy

食材はすぐに冷蔵庫へ！

詰め込まず7割ほどに！

つくり置きはしない！

残ってしまったカレーは、厚さのうすい容器で冷蔵庫保存

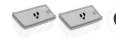

やっつける
細菌対策 ウイルス対策

十分な加熱！

①器具はよく洗う

②乾燥させる
※水分は菌の温床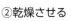

Bye!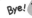

③器具の消毒

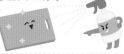

もち込まない　ウイルス対策

新鮮な食材を選んで、早く帰ろうね

家に帰ったら手洗い！（うがい！）

下痢や嘔吐があれば、調理をしない！

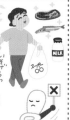

広げない　ウイルス対策

手洗い！（うがい！）

汚物やごみ処理は使い捨て手袋を活用！

食事はしっかり食べて、自己免疫力を高めておこう！

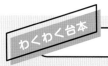
わくわく台本

㉔ 食中毒を防ぐ工夫

　食中毒予防ため「つけない・増やさない・やっつける・もち込まない・広げない」という5原則が厚生労働省から提示されています。5原則共通でいえるポイントは、自分自身の管理です。手洗いの重要性は、新型コロナウイルス感染症対策でもいわれていますね。そして自己免疫力を高めておくために、1日3回の食事をしっかりと摂取しましょう。食品は適温状態で保存し、調理では十分な加熱をしましょう。調理後の食品は極力すぐに食べてしまうようにし、カレーなどは鍋のままではなく厚さのうすい容器に移して、冷蔵・冷凍保存をしましょう。調理器具から感染が広がることもあるので、洗浄殺菌を行うことも重要です。もし下痢や嘔吐の症状があるときは、広げないために調理禁止です。

裾野赤十字病院医療技術部栄養課管理栄養士

菅沼志保　すがぬま・しほ

夏バテに注意！

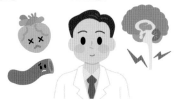

夏バテは、内臓や血管などのはたらきをコントロールする自律神経が乱れることによって起こります。つまり自律神経を疲れさせないようにすることが大切です。

自律神経をはたらかせすぎない！

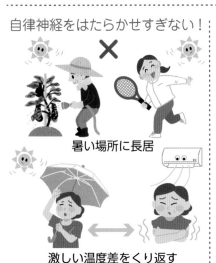

暑い場所に長居

激しい温度差をくり返す

自律神経を休ませて！ ○

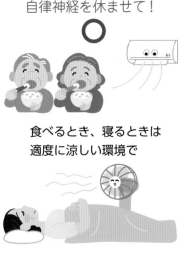

食べるとき、寝るときは
適度に涼しい環境で

無理せず ○

よい環境で
適度な運動

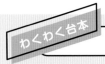

㉕夏バテに注意！

　夏バテとは、自律神経が乱れることによって、食欲不振やだるさなどの症状が出てくることです。自らの意思に関係なく、刺激に反応して体の機能を調整している自律神経には、交感神経と副交感神経があります。交感神経は体を活発に動かすときに、副交感神経は体を休めるときにはたらくため、逆のはたらきをしていることになります。このバランスがくずれると不調が現れます。したがって自律神経をはたらかせすぎないように、長時間暑いところにいないことや、激しい温度差をくり返さないことが大切です。また冷たいものを摂取しがちですが、かえって胃腸に負担をかけてしまいます。それより涼しい環境で、バランスのよい食事や十分な睡眠をとることが重要となります。

裾野赤十字病院医療技術部栄養課管理栄養士
菅沼志保　すがぬま・しほ

夏バテしない食事の工夫

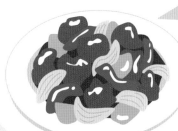

主菜
：体をつくる源

魚なら ＿＿＿＿ g
肉なら ＿＿＿＿ g
豆腐なら ＿＿＿＿ g
卵なら ＿＿＿＿ g

・肉や豆腐のビタミン B₁は、疲労改善効果が期待できる

副菜（野菜）
：体の調子をととのえる

・多種類の野菜を取り入れる
・生野菜はドレッシングを適量とする
・加熱すると摂取量 UP
・一品をくだものに変更してもよい（1日で片手にのる程度）

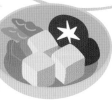

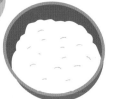

副菜（野菜）
：体の調子をととのえる

・たまねぎ（アリシン）を入れる
・具だくさんにすることで野菜の摂取量 UP と食塩過剰摂取予防に

主食：体のエネルギー源

ご飯なら ＿＿＿＿ g
パンなら（＿＿枚切り）＿＿枚
めんなら ＿＿＿＿ g

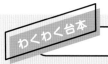

㉖夏バテしない食事の工夫

　夏バテ予防には食事が大切です！ 食欲がない、だるいなどの症状から、めん類だけの食事となりがちですが、それでは夏バテは解消されません。食事を1日3回摂取することで、エネルギー補給のリズムをつくります。また主食、主菜、副菜の3点をそろえることで、偏りなく栄養素を摂取できます。豚肉や大豆に含まれるビタミン B₁ は糖質をエネルギーに変える酵素を助けるとともに、疲労改善効果が期待でき、たまねぎやにんにくなどに含まれるアリシンは、ビタミン B₁ と結びついて効果を持続するといわれているので、一緒に摂取しましょう。緑黄色野菜のβカロテン、ビタミン C やビタミン E などの抗酸化成分も大切です。つまり、単一の食事にしないことを日常的に心がけましょう。

裾野赤十字病院医療技術部栄養課管理栄養士
菅沼志保　すがぬま・しほ

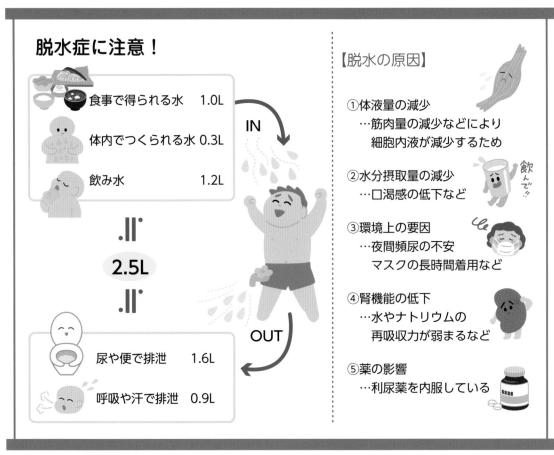

脱水症に注意！

食事で得られる水	1.0L	IN
体内でつくられる水	0.3L	
飲み水	1.2L	

2.5L

尿や便で排泄	1.6L	OUT
呼吸や汗で排泄	0.9L	

【脱水の原因】

①体液量の減少
…筋肉量の減少などにより
細胞内液が減少するため

②水分摂取量の減少
…口渇感の低下など

③環境上の要因
…夜間頻尿の不安
マスクの長時間着用など

④腎機能の低下
…水やナトリウムの
再吸収力が弱まるなど

⑤薬の影響
…利尿薬を内服している

㉗脱水症に注意！

　成人の体の水分は60％程度ですが、加齢とともに減少していきます。人生経験は増えますが、失うものもあるのですね。（涙をぬぐうイメージで）でも前向きに、まず脱水の原因と体を出入りする水分のことを考えていきましょう。脱水の原因の②と③は、すぐに改善できそうですよね？（問いかける）たとえば夜中に起きてお手洗いに行くのは確かにつらい……ですが、寝ている間に水分が減ることで体もつらいのです。それからマスク！　感染症予防には大切ですが、マスクにより口渇を感じにくくなります。人は水分を失っていることに意外と鈍感なので、摂取を心がけないと搾取されてしまうのですよ。（少し怖そうに）人間の体は1日約2.5Lの水分が出入りしています。この出納バランスをくずさないことが重要なのです。

裾野赤十字病院医療技術部栄養課管理栄養士
菅沼志保 すがぬま・しほ

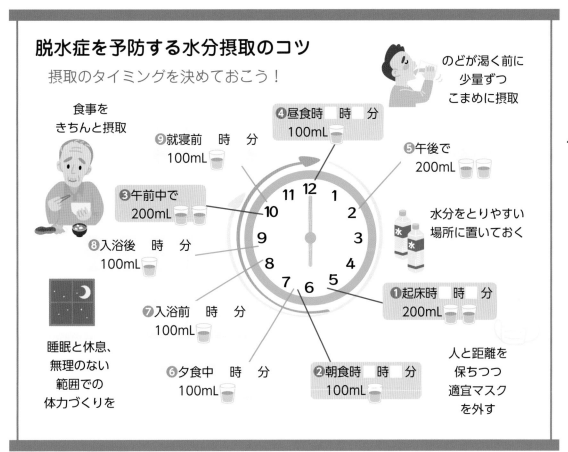

脱水症を予防する水分摂取のコツ

摂取のタイミングを決めておこう！

のどが渇く前に
少量ずつ
こまめに摂取

食事を
きちんと摂取

❹昼食時　時　分
100mL

❺午後で
200mL

❾就寝前　時　分
100mL

❸午前中で
200mL

水分をとりやすい
場所に置いておく

❽入浴後　時　分
100mL

❶起床時　時　分
200mL

睡眠と休息、
無理のない
範囲での
体力づくりを

❼入浴前　時　分
100mL

人と距離を
保ちつつ
適宜マスク
を外す

❻夕食中　時　分
100mL

❷朝食時　時　分
100mL

第3章　栄養の重要性が伝わるわくわくスライド

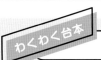 わくわく台本

㉘ 脱水症を予防する水分摂取のコツ

　人の体に入る水分は、おもに食事と飲み水です。まず3食きちんと食べることは大原則です。では、飲み水の効果的な摂取方法について考えていきましょう。水分は一度に多量に摂取しても、体に吸収されずに排出されてしまいます。そこでタイミングを決め、その時間にはかならず水分を摂取することを習慣にします。まず起床時は乾いているのでしっかりとります。次に3食のタイミングと入浴前後、就寝前に摂取します。あとは午前と午後、つねに自分の近くに水分を置いて、こまめに摂取していきます。基本的には水でよいと思います。ただし水は飲みにくいと思う場合は、いずれか数ヵ所程度であれば、アルコールを除く自分の好みの飲みものに変更してもよいと思います。（参加者の既往などに注意して伝える）

裾野赤十字病院医療技術部栄養課管理栄養士
菅沼志保　すがぬま・しほ

MEMO

資料ダウンロード方法

本書の資料は、WEBページからダウンロードすることができます。以下の手順でアクセスしてください。

■メディカID（旧メディカパスポート）未登録の場合

メディカ出版コンテンツサービスサイト「ログイン」ページにアクセスし、「初めての方」から会員登録（無料）を行った後、下記の手順にお進みください。

https://database.medica.co.jp/login/

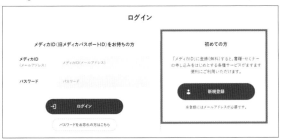

■メディカID（旧メディカパスポート）ご登録済の場合

①メディカ出版コンテンツサービスサイト「マイページ」にアクセスし、メディカIDでログイン後、下記のロック解除キーを入力し「送信」ボタンを押してください。

https://database.medica.co.jp/mypage/

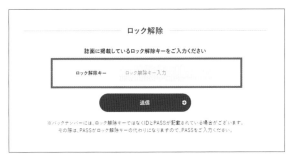

②送信すると、「ロックが解除されました」と表示が出ます。「ファイル」ボタンを押して、一覧表示へ移動してください。

③ダウンロードしたい資料のサムネイルを押すと「ダウンロード」ボタンが表示され、資料のダウンロードが可能になります。

ロック解除キー　1Rks2yUaKB

＊WEBページのロック解除キーは本書発行日（最新のもの）より3年間有効です。有効期間終了後、本サービスは読者に通知なく休止もしくは終了する場合があります。

＊メディカID・パスワードの、第三者への譲渡、売買、承継、貸与、開示、漏洩にはご注意ください。

＊ロック解除キーの第三者への再配布、商用利用はできません。データは研修ツール（講義資料・配布資料など）としてご利用いただけます。

＊図書館での貸し出しの場合、閲覧に要するメディカID登録は、利用者個人が行ってください（貸し出し者による取得・配布は不可）。

＊雑誌や書籍、その他の媒体および学術論文に転載をご希望の場合は、当社まで別途お問い合わせください。

＊データの一部またはすべてのWebサイトへの掲載を禁止します。

＊ダウンロードした資料をもとに作成・アレンジされた個々の制作物の正確性・内容につきましては、当社は一切責任を負いません。

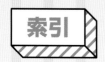

索引

Nutrition Care 2021年春季増刊

増刊

病態別栄養療法
まるわかりガイド

病態生理・診断・治療・食事療法・栄養指導のポイント

東北医科薬科大学病院 栄養管理部管理栄養士長　**早坂 朋恵** 編著

管理栄養士の役割は、患者がこれまで培ってきた食習慣をベースに、疾患や症状の改善を目指してサポートしていくことである。理想的な食事内容を一方的に押しつけず、患者とともにできることを考えるためには、病態や治療の理解が欠かせない。本書では、臨床でとくに重要な12病態の栄養療法を取り上げる。

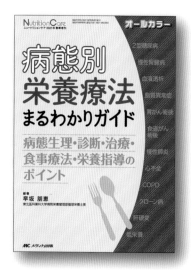

内容

定価3,080円（本体＋税10%）
B5判／168頁　ISBN978-4-8404-7479-5
web 130232150（メディカ出版WEBサイト専用検索番号）

MC メディカ出版

www.medica.co.jp

お客様センター ☎0120-276-115

本社 〒532-8588 大阪市淀川区宮原3-4-30 ニッセイ新大阪ビル16F

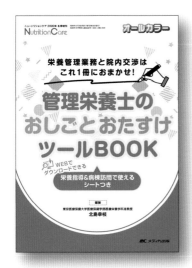

NutritionCare 2020年秋季増刊　増刊

保存版 消化・吸収・代謝と栄養素のすべてがわかる オールカラー イラスト図鑑

ニュートリションケア編集室 編

体を成長させ、生命機能を保ち、エネルギーを得るために必要不可欠な消化・吸収・代謝のプロセスと栄養素のはたらきをコンパクトな文章と見開きのイラストでわかりやすく紹介する。栄養素の体内での役割、代謝への影響、疾患とのかかわりがやさしく学べる管理栄養士・栄養士必携の1冊。

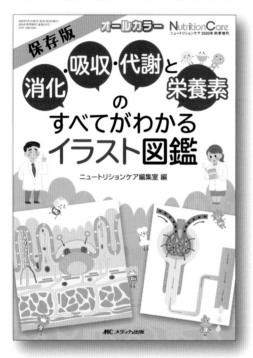

定価（本体2,800円＋税）
B5判／176頁　ISBN978-4-8404-7146-6
web 130232051（メディカ出版WEBサイト専用検索番号）

内容

MC メディカ出版　　www.medica.co.jp

お客様センター　0120-276-115　　本社 〒532-8588 大阪市淀川区宮原3-4-30 ニッセイ新大阪ビル16F

★増刊への感想・提案

　このたびは本増刊をご購読いただき、まことにありがとうございました。編集室では今後も、より皆さまのお役に立てる増刊の刊行を目指してまいります。つきましては本書に関するご感想・ご提案などがございましたら、当編集室までお寄せください。また、掲載内容につきましてのご質問などがございましたらお問い合わせください。

★連絡先

〒 532-8588　大阪市淀川区宮原 3-4-30 ニッセイ新大阪ビル 16F
株式会社メディカ出版「ニュートリションケア編集室」
E-mail：nutrition@medica.co.jp

The Japanese Journal of Nutrition Care　　ニュートリションケア 2021 年冬季増刊（通巻 181 号）

栄養教室がすご〜く盛り上がる！疾患別わくわくスライド＆シナリオ BOOK

2021年12月30日発行　第1版第1刷	編　著	北島 幸枝
2024年9月10日発行　第1版第4刷	発 行 人	長谷川 翔
	編集担当	西川雅子・富園千夏
	編集協力	加藤明子
	組　版	稲田みゆき
	発 行 所	株式会社メディカ出版
		〒 532-8588　大阪市淀川区宮原 3-4-30
		ニッセイ新大阪ビル 16F
		編集　　　　　　電話：06-6398-5048
		お客様センター　電話：0120-276-115
		E-mail　nutrition@medica.co.jp
		URL　https://www.medica.co.jp
	広告窓口	総広告代理店（株）メディカ・アド 電話：03-5776-1853
	デザイン	大西由美子（バウスギャラリー）
	イラスト	中村恵子
定価（本体 2,800 円＋税）	印刷製本	株式会社シナノ パブリッシング プレス

ISBN978-4-8404-7481-8　　　　　　　　　乱丁・落丁がありましたら、お取り替えいたします。
無断転載を禁ず。
Printed and bound in Japan

本誌に掲載する著作物の複製権・翻訳権・翻案権・上映権・譲渡権・公衆送信権（送信可能化権を含む）は株式会社メディカ出版が保有します。
JCOPY　＜（社）出版者著作権管理機構 委託出版物＞
本書の無断複写は著作権法上での例外を除き禁じられています。複写される場合は、そのつど事前に、（社）出版者著作権管理機構（電話 03-5244-5088、FAX 03-5244-5089、e-mail：info@jcopy.or.jp）の許諾を得てください。